Toscano Giuseppina

SINERGIA UOMO/AMBIENTE

Copyright © 2018 **Giuseppina Toscano**
Tutti i diritti riservati.

Nessuna parte di questo libro può essere riprodotta senza il preventivo assenso dell'Autore.

1° edizione **Novembre 2018**

Titolo | Sinergia Uomo/Ambiente
Autore | **Giuseppina Toscano**

ISBN: 9781729418185

Pubblicato con

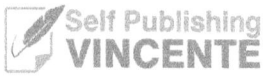

Il Servizio Numero 1 in Italia
per l'Assistenza alla Pubblicazione
per gli Autori Indipendenti
"Self Publishing Vincente"
www.SelfPublishingVincente.it

"Il caso non esiste, e ciò che ci sembra causale scaturisce dalle fonti più profonde."

Friedrich Schiller

Possiamo affermare che la sincronicità comporta una serie di eventi che collegano il mondo interiore con il mondo esteriore senza visibili connessioni tra loro, per cui sia le cose sia le persone sono collegate da un filo invisibile (elettromagnetico).

Essendo l'ambiente rappresentato da un campo energetico in cui la realtà è permeata da campi elettromagnetici e fotoni, tutti gli esseri viventi si trovano in una dimensione materiale in cui è possibile il modificarsi sia dell'UOMO sia degli altri organismi viventi.

La domanda che sorge spontanea è:

<u>*L'ambiente modifica l'uomo e viceversa, in che modo?*</u>

Prefazione

Diversi studiosi d'avanguardia si sono dedicati alla comprensione dell'influenza dell'ambiente (e della sua percezione) sul funzionamento del nostro corpo.

L'ambiente modifica l'uomo?

Inizialmente è bene sottolineare che l'ambiente è il riflesso del nostro essere, simile a uno specchio in cui si riflette l'immagine, e oltre a tutti i nostri pensieri, riflette anche i nostri comportamenti (cioè i movimenti). Il nostro corpo somatizza nella sua materia quello che lo spirito subisce all'interno della nostra anima, quello che il nostro inconscio nasconde, viene rivelato attraverso i dolori, i malesseri, le nostre malattie.

Sigmund Freud, rammenta che:

*"Quello che non viene rimosso dall'inconscio
è destinato a ripetersi"*.

Per cui è importante sottolineare che alla base di tutte le malattie risiedono i nostri conflitti esistenti tra la personalità e l'anima, definiti dal **dr. Ryke Geerd Hamer**[1] conflitti biologici. Inoltre, le costrizioni che il corpo subisce vanno a scaricarsi sugli organi più deboli innescando vari disequilibri, questi ultimi sono la causa di alterazioni di tutte quelle funzioni fisiologiche dell'organismo umano. Fin dall'antichità si è sempre saputo che il corpo e la mente sono un'unica entità che esprime e modella se stessa in rapporto con l'ambiente che la circonda. Ogni sintomo è connesso a una situazione dolorosa mentale ed emotiva. Le emozioni negative protratte nel

---

[1] Medico oncologo, autore del "Trattato sulla Nuova Medicina".

tempo (croniche) creano dei blocchi energetici che a loro volta creano somatizzazioni, trasformandosi in disagi e quindi in malattie. Importante è comprendere chi siamo veramente, cioè prendere consapevolezza di noi stessi, perché tutto ciò ci porterà a capire qual è il nostro cammino e dove siamo diretti.

In una recente intervista, il biologo **Bruce Lipton**[2] ha illustrato il rapporto tra i principi dell'epigenetica e la consapevolezza; verso la fine degli anni '60 ha iniziato a rivelare tutte quelle premesse di base della sua ricerca, e nel suo libro: *The Biology of Belief (La biologia delle credenze)*, spiega la funzione del DNA: esso non controlla la nostra biologia. Quindi con il concetto di "Epigenetica", si è venuti a conoscenza da circa quindici anni, che i geni non si auto-controllano, ma essi stessi sono controllati dall'ambiente.

Il DNA comunica e riceve informazioni dalla consapevolezza umana (conscia o inconscia) tramite l'elettromagnetismo a larghissimo spettro e inoltre interagisce con il Campo Energetico Universale. Il DNA ha quindi una natura elettromagnetica. La sequenza, la composizione degli amminoacidi all'interno del DNA e il suo attorcigliamento hanno una grandissima importanza ai fini dell'informazione, in quanto quest'ultimo essendo variabile, permette una modulazione del campo elettromagnetico presente nel DNA. In base all'informazione ricevuta, il codice risponde, agisce, trasmette, riceve e quindi può essere modificato dall'ambiente.

Al giorno d'oggi è stato accertato, attraverso studi epigenetici, che il DNA è altamente mutevole e flessibile (plastico), per cui l'influenza dell'ambiente riveste un ruolo di primordine sulla sua formazione, trasformazione ed evoluzione; inoltre, la maggior parte delle sue caratteristiche genomiche abbraccia quasi i due terzi nell'essere vivente. Tutto questo, ribalta il vecchio concetto del dogma centrale della biologia, cioè quella relazione che mette in comunicazione le tre macromolecole fondamentali della vita:

---

[2] Biologo, ricercatore, autore del libro "La biologia delle credenze".

- il DNA (acido desossiribonucleico)
- l'RNA (acido ribonucleico)
- le proteine

Dando ampio spazio agli ultimi studi scientifici dove il fondamento dell'Epigenetica si basa sul controllo e condizionamento dell'ambiente, poiché è possibile una modificazione genica che porta sia all'attivazione sia all'inibizione di alcuni fattori di trascrizione, cioè proteine che si legano al DNA e controllano il trasferimento d'informazione.

Si definisce così, che "l'intelligenza cellulare" è quella capacità di apprendere dalle esperienze, creando una memoria cellulare trasmissibile alle generazioni delle cellule successive. Possiamo quindi affermare che una struttura pluricellulare è in grado di saper comunicare simultaneamente a tutte le altre cellule appartenenti allo stesso organismo, giungendo così al concetto di Sintropia. Tutto ciò sta a significare che ogni organismo "vibra" della stessa risonanza in tutte le sue parti, andando a definire così l'aspetto **olografico** relativo alla grafia del tutto, (metodo dello studio delle deformazioni) di ogni struttura organizzata.

La risonanza sincronica, avviene quando tutte le cellule di un organismo hanno riprodotto lo stesso gene creato dalla cellula iniziale e che a sua volta ne ha fatto un'esperienza diretta. L'informazione sotto forma di 'vibrazione' venendo a contatto con la membrana cellulare tende a passare nel nucleo della stessa cellula solo se l'oscillazione vibrazionale è la stessa di quella cellula (cioè entra in risonanza).

Pertanto l'affinità della frequenza dell'informazione, della frequenza cellulare e della frequenza vibrazionale, dimostrano che l'*analogia* è alla base mentale psichica e fisica della materia vivente e di tutto l'universo. Da ciò emerge che la membrana cellulare è la sede dell'intelligenza citologica, mentre il nucleo della cellula è la sede esecutiva per elaborare, fissare, memorizzare e soprattutto cambiare la genetica cellulare. Questo dimostra che il 'cervello' della cellula non è il DNA, bensì la sua membrana cellulare.

Infatti, se due cellule si uniscono, comunicando tra loro, useranno i loro cervelli (membrane) e questo vale anche per dieci cellule, per trilioni di cellule, come in un cervello umano. Il Progetto Genoma Umano dice che il vecchio modello è sbagliato, quando pensavamo che ci volessero più di 100.000 geni per far funzionare un essere umano. Gli ultimi studi hanno messo in risalto che un esiguo numero di geni, circa 25.000 sono sufficienti a formare una complessa rete come un essere umano, e che l'apporto dell'ambiente sta alla base della lettura dei geni stessi.

Capitolo I
(Legge di Risonanza)

Utilizzando le parole di Aaron Potts, possiamo dire:

"Simile attrae simile"

*"Tutto quello che siamo è il risultato
di ciò che abbiamo pensato."*

Buddha (563 a.C. - 483 a.C.)

La risonanza è una condizione fisica che si verifica quando un sistema oscillante viene forzato e sottoposto a sollecitazione periodica di frequenza pari all'oscillazione propria del sistema stesso. L'olandese **Christian Huygens**[3], fisico e matematico, fu il primo nel 1665 a postulare la teoria ondulatoria della luce. Mise sulla stessa parete due pendoli, scoprendo che tendevano ad assumere lo stesso ritmo sintonizzandosi sullo stesso movimento oscillatorio. Allo stesso modo e per lo stesso principio, se si percuote un diapason che produce una frequenza fissa di 440Hz, e lo si pone vicino a un secondo diapason silenzioso, dopo un breve intervallo quest'ultimo comincerà anch'esso a vibrare.

Esistono vari esempi del *fenomeno risonanza:*

- Risonanza Armonica (molla o pendolo matematico)
- Risonanza Parametrical (l'altalena)
- Risonanza di Helmolth (aria in una cavità: conchiglie)

- Risonanza Acustica
- Risonanza Elettrica (circuiti elettrici)
- Risonanza Schumann (sono delle piccole oscillazioni del campo magnetico terrestre che risuonano a frequenze estremamente basse (ELF) di 7.83 Hz cicli al secondo.

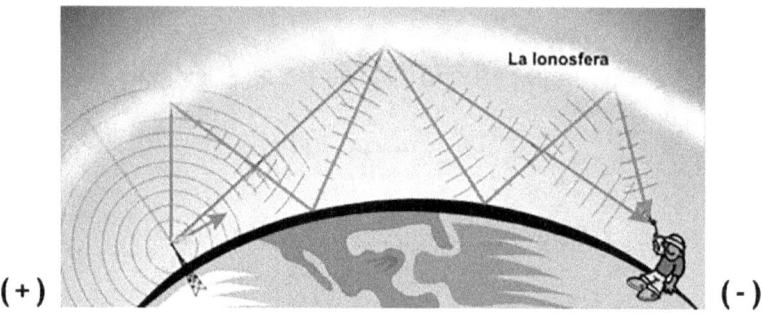

(+) (-)

Detta risonanza consiste in un'onda stazionaria nella cavità compresa tra la Terra e la ionosfera con una lunghezza d'onda uguale alla circonferenza della Terra. La superficie della Terra e la ionosfera interagiscono come due armature di un gigantesco condensatore, dove la Terra è la parte negativa e la ionosfera la parte positiva. Sin da quando Schumann[4] pubblicò i risultati delle sue ricerche, vi fu un medico, il dottor **Ankermueller**[5], che collegò i suddetti studi,

---

[4] Risonanza Schumann (sono delle piccole oscillazioni del campo magnetico terrestre che risuonano a frequenze estremamente basse (ELF) di 7.83 Hz cicli al secondo. Questo fenomeno di risonanza elettromagnetica globale prende il suo nome dal fisico Winfried Otto Schumann che lo previde matematicamente nel 1952. (Wikipedia)

[5] Il dottor Ankermueller, che collegò i suddetti studi, con il ritmo alfa del cervello (circa 8 Hz!). Schumann ha accettato ed ha lavorato con uno dei suoi studenti per perfezionare la loro scoperta. Hanno studiato in dettaglio la tensione di scarica di un fulmine nella cavità tra la ionosfera e la Terra. Alla fine hanno trovato una frequenza esatta, il polso della Terra. La risonanza di Schumann era esattamente 7,83 hertz. La risonanza di Schumann non solo somiglia alle onde alfa del cervello umano, ma è identica! *La frequenza del cervello che controlla la nostra creatività, le prestazioni, lo stress, l'ansia e il sistema immunitario è in qualche modo sintonizzata sulla frequenza del pianeta.* Il polso della Terra si è trasformato nel polso della vita in sé. Quando il dottor Schumann ha pubblicato i suoi risultati sulla rivista 'Technische Physik', il medico Ankermueller ha immediatamente fatto il collegamento tra risonanza di Schumann e il ritmo delle onde cerebrali. Era

con il ritmo alfa del cervello (circa 8 Hz). Nel 1979, **P. König**[6], ha paragonato le registrazioni umane di EEG (elettroencefalogramma) ai campi elettromagnetici naturali dell'ambiente e ha trovato che la frequenza principale prodotta dalle oscillazioni dello Schumann è davvero molto vicina alla frequenza del ritmo alfa. Infatti, alcuni ricercatori hanno scoperto che quei *7,83 Hz delle onde di Schumann risuonano alla stessa frequenza dell'ippocampo nel nostro cervello*.

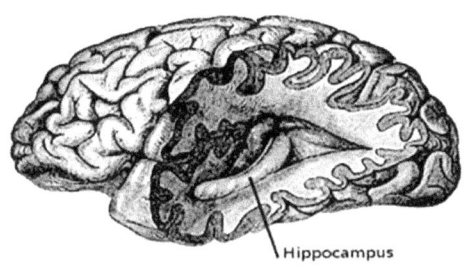

L'ippocampo è la struttura sottocorticale situata all'interno di ciascun emisfero simile a un cavalluccio marino e che fa parte del Sistema Limbico da cui è preposto il controllo dell'omeostasi, cioè la capacità di un organismo di stabilizzare il proprio ambiente interno in rapporto alle variazioni dell'ambiente esterno, quindi al comportamento emotivo relativo alla sopravvivenza e alla memoria a lungo termine. Possiamo dire che la Risonanza è una legge universale che sta a rappresentare l'esistenza dell'universo manifesto, con le sue forme della materia vivente, soprattutto le forme dell'uomo

---

eccitato per trovare che la terra ha avuto la stessa risonanza naturale come il cervello umano, e ha contattato il Dr. Schumann, che poi assegnato Dr. Herbert König di esaminare il fenomeno.

[6] Nel 1979, P. König ha paragonato le registrazioni umane di EEG. Nel 1954, le misure adottate da Schumann e Dr. Herbert König, che in seguito divenne il successore di Schumann, ha confermato una frequenza terrestre di 7,83 Hz. Il dr König ha svolto ulteriori misure di Schumann risonanza e finalmente arrivati ad una frequenza di esattamente 7,83 Hz, che è ancora più interessante, questa frequenza è una che si applica ai mammiferi. Per esempio, la guida settale del ritmo dell'ippocampo nei ratti è stata trovata per avere una soglia minima a 7,7 Hz (Gray, 1982).

rappresentate dalla vibrazione. Per cui dalla vibrazione si crea non solo la materia vivente, ma tutto l'universo manifesto.

"In principio era il Verbo… in principio c'era il Suono… in principio quindi c'è la Vibrazione."

Le più importanti tradizioni del mondo, come le esoteriche, spirituali e indigene, possiamo dire sono accomunate dal concetto fondamentale della forza creazionistica rappresentata da una Vibrazione, cioè dall'Energia del suono. Le più disparate tradizioni mondiali si mettono in relazione fra loro, poiché sono rappresentate da un filo conduttore comune, che è "il suono", in cui l'universo iniziò a esistere. In effetti, secondo Giovanni[7], nel Nuovo Testamento, sottolinea che Dio, la Creazione e il suono sono un'unica cosa: *"In principio era il Verbo: il Verbo era Dio e Dio era il Verbo"*. Nella Genesi. Antico Testamento[8], leggiamo: *"E Dio disse: 'E sia la Luce'."* Quindi l'apparizione della luce sta a significare che essa è stata causata dalla parola di Dio quindi dal suono da Lui emesso. Mentre nella **Upanishad**[9] cioè nella tradizione induista, invece troviamo il concetto: *"Da un'espressione di Dio venne l'Universo"*. Infatti, l'induismo è un insieme di pratiche religiose, di filosofie e di pratiche culturali, nate espressamente in India. Gli induisti condividono una credenza basilare nella reincarnazione e in un essere supremo che ha molte forme e molte nature. Gli antichi Egizi credevano che il ***"Dio Thoth"***, rappresentato sotto forma di ibis (uccello che vola sulle rive del Nilo) avesse creato il mondo con la sua voce, per cui *voce uguale suono*.

---

[7] S. Giovanni, nel Nuovo Testamento e precisamente nel prologo: capitolo 1.
[8] Nella genesi dell'Antico Testamento e precisamente nel capitolo 1 La creazione.
[9] Le *Upaniṣad*: sono, dunque, commentari "segreti" (*rahasya*) dei Veda, nonché loro 'fine', nel senso di completamento dell'insegnamento vedico; per questo motivo sono anche conosciuti come *Vedānta* (Fine dei Veda) e sono alla base del pensiero religioso indiano che attraverso il Brahmanesimo giungerà, nella nostra era, a costituire quel complesso di dottrine e pratiche che va sotto il nome di Induismo.

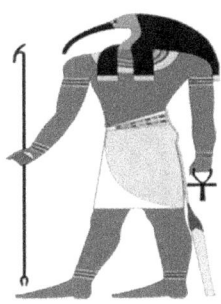

Era di tipo politeista, oggi è completamente sostituita dall'Islamismo. Gli Dei erano rappresentati in diversi modi, spesso sotto forma di animali, e venivano costruiti enormi templi in loro onore.

Per quanto riguarda gli *indios Hopi*, ci fu il mito della creazione e tessitrice della vita, in cui si narra che la *Donna Ragno* intonò una canzone della creazione dando così vita alle forme inanimate del Pianeta. Questo simbolismo del Ragno si incontra in diverse religioni e culture del mondo. Per gli Ashanti il grande ragno è il creatore dell'uomo, mentre per i cristiani è il simbolo del male che è contrapposto alla buona ape. Le millenarie scuole misteriche di Roma, Athene, Egitto, India, Cina e Tibet descrivono nei loro testi sacri come il suono sia la manifestazione più potente, uno strumento terapeutico e riconoscimento di quella forza creatrice fondamentale dell'universo, attraverso la vibrazione.

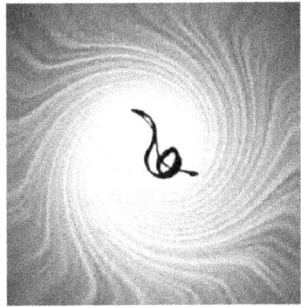

Anche i testi Vedici parlano dei "Nada Brahman" in cui il mondo è suono.

In quasi tutti i popoli del mondo, la musica e il divino sono in stretta relazione tra loro e molte scale di musica indiana hanno un senso religioso. Il buddismo parla di un Bodhisattwa (colui che è dotato di compassione per alleviare le sofferenze altrui) dell'ascolto profondo chiamato "Avalokitesvara", dotato della capacità di ascoltare qualsiasi tipo di suono, ed è anche capace di emettere i cinque suoni per sanare il mondo, attraverso la capacità individuale di trovare il silenzio dentro se stessi. **Thich Nhat Hanh**[10], monaco buddhista, nel suo libro "Il dono del silenzio", ci spiega come, attraverso un percorso di consapevolezza, possiamo accedere a quel silenzio profondo che ci connette con il suono dell'universo. Ai giorni nostri alcuni scienziati affermano che *Tutto è Suono,* tra questi, il fisico quantistico **Michio Kaku**[11], che si è dedicato allo studio delle interazioni delle stringhe di tipo I, catalogandole e stabilendo che per le stringhe aperte sussistevano cinque interazioni possibili, mentre per quelle chiuse era sufficiente soltanto una. Altri sostengono che la *String Theory*, l'idea che questa dimensione e altre sono composte di flebili sequenze di suoni che vibrano con diverse frequenze.

In effetti, che cosa è il suono se non una vibrazione che a livello fisico si propaga sotto forma di onde e che a sua volta vengono

---

[10] Monaco buddhista, autore del libro: "Il dono del silenzio" - descrive come i 5 Suoni primordiali ci collegano al Dio delle altre religioni. Essi sono: Il I^ SUONO: *è il suono degli Uccelli, della pioggia, ecc. (Dio è un suono – Il creatore del cosmo è un suono – Tutto inizia con il suono- Il II^ SUONO: è colui che osserva il mondo, è il suono dell'ascoltare, il suono del silenzio. Il III^ SUONO: è il suono Brahma cioè del trascendente (Om). Il IV^ SUONO: è della Marea che Sale e simboleggia la voce del Buddha. IL V^ SUONO. è quello che trascende tutti i suoni del mondo, quello dell'impermanenza, ricordandoci di non lasciarsi accalappiare da situazioni esterne a noi molto complesse.*

[11] Fisico teorico impegnato nello studio della teoria delle stringhe, di cui è stato il primo a dare una formulazione in termini di teoria di campo. In particolare con il collega Keiji Kikkawa (Wikipedia) è buddhista e panteista.[3](San Jose, 24 gennaio 1947) è un fisico statunitense, discendente di seconda generazione da immigrati giapponesi. Esistono quattro forze che regolano l'universo. La forza gravitazionale è descritta dalla relatività, che offre una spiegazione del mondo su vasta scala, per esempio dei buchi neri e dell'universo in espansione. Le altre tre forze (la forza elettromagnetica e le forze nucleari debole e forte) sono descritte dalla teoria dei quanti (la teoria del molto piccolo, come la fisica sub-atomica).

misurate in cicli al secondo, scientificamente definiti hertz (Hz: misurazione del suono)? Queste onde che noi percepiamo, sono frequenze comprese tra 20 Hz e 20.000 Hz, tuttavia esiste una vasta gamma di frequenze superiori che non possiamo sentire, ad esempio i delfini emettono e recepiscono informazioni con frequenze fino a 180.000 Hz. Dobbiamo sapere che il nostro corpo non è altro che **energia**, che è trasmessa con una certa frequenza vibratoria, e che tutti noi emaniamo **frequenze vibratorie** in continuazione. Del resto tutto l'universo e lo stesso nostro pianeta Terra, sono costituiti da vibrazioni energetiche. Pertanto tutti noi emettiamo delle vibrazioni nello spazio che ci circonda, anche attraverso i pensieri, le emozioni, gli stati d'animo; tutto emette di continuo una vibrazione.

Ed è a questo punto che entra in gioco la <u>Legge di Risonanza</u>, in quanto ogni vibrazione non fa altro che attrarre **verso di noi,** situazioni e persone che hanno la stessa frequenza vibratoria. Ci si può paragonare a una radio impostata a ricevere in frequenza FM, e naturalmente la stessa <u>non</u> potrà ricevere del segnale in AM, proprio perché esiste la legge di risonanza. Non solo in ambito musicale e scientifico, l'assioma "Il simile attrae il simile" viene espresso come Legge di Risonanza, con cui vediamo che le note, le frequenze o le matrici frattali (autosomiglianza), aggregano le strutture atomiche. Anche per i nostri pensieri ed emozioni possiamo dire che avviene la stessa procedura. Infatti, la Legge dell'attrazione dice che i pensieri e le emozioni sono vibrazioni che attirano eventi che hanno un rapporto di risonanza con essi; pensieri ed emozioni positivi attireranno eventi positivi, mentre quelli negativi attireranno inevitabilmente eventi negativi. <u>Ludwig van Beethoven</u>, genio musicale, asserì: "La musica è una sapienza più alta della filosofia e della teologia".

Con le rivoluzionarie scoperte dell'Epigenetica si è potuto smantellare il dogma neodarwiniano: 'che noi siamo il prodotto dei nostri geni'. Fortunatamente non è così, pertanto è bene che l'uomo prenda la sua responsabilità di essere il prodotto dei propri pensieri, della percezione che ha di se stesso e del segnale ambientale, del suono della vita in cui è immerso. La Legge dell'attrazione definita "Legge Universale", non è una nemica da sconfiggere, dovrebbe essere riconosciuta, interpretata e applicata. Naturalmente richiede un grande sforzo interiore, un lavoro su se stessi, affinché possiamo letteralmente cambiare il modo di "vedere" il mondo che ci circonda, iniziando a trasmettere consapevolmente le vibrazioni che emettiamo.

Tutte le persone che reputiamo "malvagie" e le situazioni che ci procurano fastidi, sono in realtà solo **messaggeri** che ci rendono visibile l'invisibile. Chi riesce a percepire tutto questo ed è disponibile ad assumersi in prima persona la responsabilità del proprio destino, perde ogni paura di fallimento nella propria vita. Appena permetterete a questa nuova prospettiva di farsi strada nella vostra mente e tra i vostri pensieri, comincerete ad accorgervi di come siete realmente, cioè, degli **Esseri Vibrazionali** che entrano in risonanza e attraggono tutto ciò che accade intorno a loro, e inizierete il meraviglioso viaggio verso la **Creazione Intenzionale**. Presa coscienza di una serie di Leggi Fondamentali che operano sulle energie che invadono tutto l'universo e che sono in accordo con frequenze vibrazionali che vanno:

a) Dai quanti alle stelle
b) Dai buchi neri ai quasar
c) Dai fotoni agli esseri umani

Possiamo affermare che queste energie operano nello stesso modo per simmetria in ognuna di queste manifestazioni. Nel mondo degli esseri umani si stabilisce con precisione il concetto di legge di causa ed effetto, che può essere declinato anche con altre parole caratteristiche come:

"Legge di Attrazione" o "Legge di Affinità"

Il nostro corpo è composto da miliardi di cellule e in ognuna di esse ci sono moltissimi nano risonatori di hertz, cioè: *"Piccoli filamenti tubolari attorcigliati su se stessi, l'involucro dei quali è costituito dalla colesterina, dalla piastrina, certe resine, cioè di sostanze dielettriche (isolanti), mentre l'interno è riempito da un liquido in cui si trovano tutti i minerali dell'acqua del mare, vale a dire un mezzo conduttore di elettricità"* – **Georges Lakhovsky**[12], 'La natura e le sue Meraviglie'.

Pertanto le cellule viventi sono a tutti gli effetti circuiti oscillanti che non potrebbero vivere senza elettricità. Tutte le cellule si basano su canali informazionali elettromagnetici, in cui alcuni ricercatori, tra cui la **dr.ssa Tsong**[13], spiega la funzione dei recettori cellulari come fossero delle "antenne" riceventi in grado di *"codificare anche campi energetici come la luce, il suono, e le frequenze radio. Le antenne di questi recettori vibrano come diapason. Se una vibrazione energetica nell'ambiente vibra alla stessa intensità dell'antenna di un recettore, andrà ad alterare la carica elettrica della proteina facendo cambiare forma al recettore"*.

Anche nella fisiologia della Medicina Tradizionale Cinese, si parla di reti energetiche (meridiani) simili a circuiti elettrici. Da questi studi e ricerche si è potuto comprendere come l'Energia, sotto forma di luce e suono, sia in grado di modificare la morfologia e quindi la salute fisica e mentale dell'essere vivente, in quanto gli stimoli ambientali ed endogeni permettono la comunicazione intercellulare attraverso i condriomi, i cromosomi, i microtubuli; possiamo dire che questi ultimi, sono dei veri e propri cavi elettrici dove passa l'energia elettrica di informazione. L'uomo può essere definito a tutti gli effetti, una Unità Elettro-magnetica. Ulteriori studi fisiopatologici e chinesiologici della **dr.ssa Valerie Hunt**[14], all'UCLA (Università della California di Los Angeles), hanno evidenziato attraverso un elettromiografo l'attività elettrica associata alla frequenza muscolare e che i campi elettrici conosciuti come

---

[12] Autore del libro: 'La natura e le sue Meraviglie'.
[13] Medico oculista, spiega la funzione dei recettori cellulari come fossero delle "antenne".
[14] Studi fisiopatologici e chinesiologici della **dr.ssa Valerie Hunt**, all'UCLA (Università della California di Los Angeles) hanno evidenziato attraverso un elettromiografo l'attività elettrica associata alla frequenza muscolare.

onde cerebrali, frequenze emesse dai muscoli e dal cuore non superano i 250 cicli al secondo. Detta frequenza è simile a quella di un corpo fisico, caratterizzata da tutte quelle persone i cui principali interessi sono rivolti al mondo materiale, mentre frequenze più alte (400/800 cicli al secondo) sono state evidenziate in alcuni soggetti definiti sensitivi o guaritori. La *Hunt,* scoprì inoltre che accanto alle frequenze legate all'attività elettrica dei muscoli, esiste un altro campo energetico la cui frequenza andava, in media, da 100 a 1600 cicli al secondo e oltre. Tale campo aveva una minore ampiezza dei campi energetici umani ed era più sottile. Particolarmente eccitante fu la costatazione che l'intensità cresceva in corrispondenza dei *Chakra* principali. Essi sono dei vortici circolari di luce ed energia, paragonabili a trasformatori elettrici in cui scorre l'energia di tutto il corpo e hanno il compito di ricevere e distribuire l'energia vitale. Inoltre, ampliò le sue ricerche a persone in grado di vedere il campo energetico umano *(aura = lett. Aria) definizione in Aura vitale, l'aria come elemento indispensabile di vita)* con risultati sorprendenti. Nel corso della lettura dell'aura, il colore che i sensitivi indicavano, corrispondeva a una precisa frequenza registrata dall'apparecchio.

Anche **Rupert Sheldrake**[15], descrive che i nostri corpi sono come gerarchie annidate di "frequenze vibratorie" che si manifestano come sistemi discreti all'interno di strutture più grandi e più complicate. Da ciò possiamo dedurre e credere che le varie vibrazioni elettromagnetiche esterne possano determinare e influenzare la nostra fisiologia sin dalla nostra nascita. Quello che spesso ci sfugge è che l'elettricità formata da 'onde di elettroni' consiste in un vettore di informazione anche per l'universo uomo, per cui nelle onde elettromagnetiche, troviamo parole sotto forma di: <u>colori – immagini – pensieri - ecc</u>.

L'uomo è, infatti, un essere elettronico che vive in un minuscolo

---

[15] Rupert Sheldrake descrive che i nostri corpi sono come gerarchie annidate di "frequenze vibratorie".

ecosistema elettromagnetico, ristretto a una banda di frequenza e quando si viene a verificare una frequenza troppo alta o troppo bassa ci si può ammalare o addirittura morire. Quindi l'elettricità e i suoi campi magnetici che formano l'elettromagnetismo sono l'habitat necessario a un corpo biologico atto alla sua sopravvivenza. Infatti, le nostre radio, televisori, cellulari, senza le onde elettro-magnetiche non trasmetterebbero nessuna canzone, film, conversazione telefonica, ma sarebbero morti come le nostre menti e i nostri corpi. Per quanto riguarda il campo dell'acustica, possiamo sottolineare che il 'suono' è definito come la vibrazione di un corpo elastico che si trasmette nell'aria e negli oggetti limitrofi in cui l'ampiezza del suono è in grado di diffonderlo. Il più semplice corpo elastico vibrante che conosciamo, è il più semplice degli atomi: l'Idrogeno, composto da un protone, un neutrone, un elettrone, che a loro volta, composte da quark,

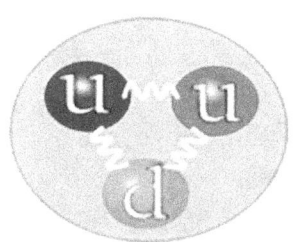

a loro volta composti da stringhe, definite così perché simile a corde (filamenti di energia che vibrano in 10 dimensioni). Ogni corda vibra in modo diverso, identiche alle vibrazioni fondamentali con cui l'universo è costituito (materia, energia, spazio e tempo). Nell'universo tutto vibra secondo una sua frequenza fondamentale e armonica, che rapportata alla relazione umana, emerge come 'legge di simpatia' o di 'risonanza' che esiste naturalmente anche in biologia. Quello che vorrei sottolineare è che non dobbiamo preoccuparci tanto della risonanza armonica bensì della disarmonia (dissonanza), in quanto il tutto va a inficiare l'armonia del nostro essere, scontrandosi con i reticoli atomici dei nostri corpi. Infatti, sono i suoni disarmonici (onde elettromagnetiche) che penetrano nel nostro ecosistema umano a essere la causa di distruzione del nostro benessere psicofisico. Sarebbero sufficienti pochi secondi di onde disarmoniche per morire, perché distruggono le strutture molecolari delle proteine che formano le nostre cellule. Si pensi all'inquinamento acustico, specie nelle città metropolitane. Oltre all'inquinamento acustico, il corpo umano riceve frequenze disarmoniche anche da un'alimentazione scorretta, cioè di quei cibi industriali a bassissima frequenza non in armonia con la frequenza biologica di base. Secondo i principi della Tavola Smeraldina di **Ermete Trismegisto**[16], in cui espose la cosiddetta *"Tavola degli Idrogeni e quella delle tre ottave di radiazione" è classificata* la materia/energia in base al suo valore nutrizionale per l'evoluzione spirituale dell'uomo. Venne usato come valore base, cioè come metro di **misura H (idrogeno),** dove il valore maggiore numerico era inversamente proporzionale al valore nutrizionale.

ESEMPIO: alla voce *Ferro diede il valore **H 3.072**,* mentre al *Legno* il sottomultiplo ***H 1.536***.

Per avvicinarsi agli alimenti con cui l'uomo si nutre bisogna scendere di un'altra ottava, cioè raggiungere il valore **H768,** e questo è il valore medio che **_Gurdjieff_**[17], attribuiva ai nostri cibi. L'*Acqua* con valore **H384**, l'*Aria* **H192,** mentre le *vitamine, gli ormoni o gas rarefatti* hanno **H96.** Sotto il valore H96, nutriamo solo la sfera psichica e spirituale.

Se il nostro corpo e i pensieri fossero privati da qualsiasi feedback, se si creasse una deprivazione dello spettro sensoriale elettromagnetico, smetteremmo di esistere come esseri umani. Le onde elettromagnetiche influiscono non solo sulla salute e sulle capacità e sviluppo cognitivo, ma maggiormente sulla percezione che abbiamo dell'ambiente, riconosciuto anche dall'Epigenetica. Pertanto

---

[16] Tavola Smeraldina di Ermete Trismegisto in cui espose la così detta *"Tavola degli Idrogeni e quella delle tre ottave di radiazione"*.
[17] Valore medio che *Gurdjieff attribuiva* ai nostri cibi. L'Acqua con valore H384 -- l'Aria H192 -- mentre le vitamine, gli ormoni o gas rarefatti hanno H96.

in ambito percettivo i nostri sensi raccolgono le frequenze attraverso i suoni, le luci, i sapori, il tatto ecc., e sono assimilati sotto forma d'impressioni biochimiche che il nostro cervello classifica in frequenze Y, X, Z, ecc.

Per concludere possiamo sottolineare che i ritmi accelerati della vita moderna e i relativi problemi di sopravvivenza, inclusa un'alimentazione scorretta, l'inquinamento acustico e musicale (scala intonate a 440 Hertz, messaggi subliminali, ecc.) portano il corpo e il cervello a stazionarsi sempre di più su una frequenza disarmonica che alcuni ricercatori, tra questi: **Riccardo Tristano Tuis,** hanno definito: "*decoerenza neurale dello stato beta*".

Questo stato se permane nel tempo, non permette un sonno ristoratore necessario al buon funzionamento dell'organismo. L'individuo intossicato dalla tecnologia e dai campi elettromagnetici, si trova sempre meno sintonizzato sulle bande di frequenza cerebrali dello **stato Alfa (da 8 a 13,9 Hz)** cioè quello stato che permette di mantenere la mente calma e recettiva, un'acuta concentrazione e rilassamento vigile. Poi abbiamo lo **stato Theta (dai 4 ai 7,9 Hz)**, definito stato della meditazione profonda, visualizzazione, ispirazione creativa e sonno REM, mentre con lo **stato Delta (da 1 a 3,9Hz)** si entra nel sonno profondo senza sogni, dove avviene la rigenerazione cellulare, in quest'ultimo si può arrivare anche in uno stato più profondo definito **profondo Delta (inferiore a 1Hz).** Nello stato di veglia invece troviamo lo **stato Beta (dai 14 ai 30Hz)** detto anche stato di allerta e concentrazione, affaticando spesso il sistema nervoso e le ghiandole endocrine preposte allo stato di 'lotta e fuga' come meccanismo della sopravvivenza. Infatti anche in questo stato si può giungere a uno **stato Beta Alto (20-30Hz) associato a stati di ansia e iperattività.**

Infine, possiamo nominare uno stato particolare di tensione in cui vengono a definirsi le onde gamma (**stato Gamma**), molto rare e relative a frequenze *superiori ai 30 Hz*, in cui vengono registrate durante il processo REM (rapid eye movement) del sonno. Sono le onde cerebrali di frequenza più veloce finora documentata. Oscillano in un *range* dai **30 Hz ai 90 Hz,** hanno un'ampiezza più piccola rispetto alle altre quattro frequenze di base. Un aumento dell'attività delle onde cerebrali gamma, è correlata al miglioramento della memoria, alla percezione, all'intelligenza, alla compassione, all'autocontrollo e hai sentimenti di felicità. Sono tipici degli stati di meditazione profonda e di grande energia, associate alla volontà e ai processi mentali superiori con poteri psichici, con la concentrazione e la risoluzione di più problemi contemporaneamente. Attraverso ulteriori sperimentazioni EEG (elettroencefalogramma), sono state rilevate frequenze cerebrali molte elevate, al disopra delle gamma, cioè fino a 100 cicli al secondo (Hz), e definite Onde **Iper Gamma**, e altre superiori a 200 cicli, denominate **Lambda.** In contrapposizione a queste più elevate si sono riscontrate anche quelle più basse delle Delta, meno di 0,5 cicli al secondo, con il nome di **Epsilon**. Queste nuove frequenze cerebrali sono state associate a stati elevati di auto-consapevolezza, capacità di accedere a livelli superiori d'informazione, abilità psichiche ed esperienze extracorporee.

Gli studi del **dr. Mc Craty**[18], psicofisiologo e professore alla Atlantic University, includono la fisiologia delle emozioni, con una particolare attenzione per i meccanismi con cui le emozioni influenzano i processi cognitivi, il comportamento e la salute, insieme con il dr. **John Andrew** hanno evidenziato che il cuore è il più grande cervello del corpo, i suoi neurotrasmettitori inviano segnali al cervello dando la possibilità a quest'ultimo di attuare processi di pensiero più elevati. Entrambi gli organi sono sensibili alle frequenze vibratorie e al ritmo, e possono essere influenzati sia in maniera positiva sia negativa.

Sulla base di quanto esposto, mi preme sottolineare che più la frequenza si abbassa e più l'attività extrasensoriale si fa marcata,

---

[18] Dr. Mc Craty psicofisiologo e professore alla Atlantic University, includono la fisiologia delle emozioni, con una particolare attenzione per i meccanismi con cui le emozioni influenzano i processi cognitivi, il comportamento e la salute, insieme al dr. John Andrew.

pertanto tutte le persone possono utilizzare attraverso lo stato Theta un cambiamento della propria realtà all'istante, guarire se stesse e creare una stretta connessione con la propria fonte creativa lavorando con il subconscio. Quindi, per entrare nella mente analogica si dovrà varcare una soglia rappresentata dagli **8Hz (stato Alfa).** Spesso ci viene detto quanto sia importante l'ambiente per rendere efficace alcune discipline (Yoga, meditazione) perché il corpo fisico e il nostro cervello possa connettersi con quell'energia vitale senza interferenze disturbanti. Tutti abbiamo bisogno di quello spazio di silenzio e ascolto per connetterci con noi stessi e con la nostra vita.

Capitolo II
(fisica medica)

"La Natura compone alcune delle sue poesie più belle davanti al microscopio e al telescopio."

Theodore Roszak

In quest'ultimo cinquantennio la medicina ha volto il suo sguardo alla funzione fisiologica, coinvolgendo la fisica quantistica, facilitando quella medicina che indaga i fenomeni dell'infinitamente piccolo; tra i quali rientrano naturalmente anche quelli biologici. Questa visione "fisica" della medicina e della biologia ha attirato l'attenzione di molti ricercatori di tutto il mondo tra cui: **Fritz-Albert Popp, Jacques Benveniste, William Ross Adey** e anche altri italiani, **Emilio Del Giudice, Giuliano Preparata**[19] e molti altri, diffondendo discipline mediche complementari come *Omeopatia, Omotossicologia, Medicina Ayurvedica, Medicina T. Cinese e Agopuntura, Medicina Vibrazionale, Medicina Funzionale, Osteopatia e Chiropratica, ecc*.

Tra il XVIII e il XIX secolo, furono soprattutto i chimici ha studiare i fenomeni biologici, contribuendo alla struttura basilare della medicina, attraverso la fisiologia, la patologia e la farmacologia.

La biologia è un dominio che ha sì, un aspetto chimico, ma sicuramente anche un aspetto fisico. Una qualunque cellula del nostro

---

[19] Fritz-Albert Popp, Jacques Benveniste, William.Ross Adey, Emilio del Giudice, Giuliano Preparata - e molti altri, diffusero discipline mediche complementari come: *Omeopatia, Omotossicologia, Medicina Ayurvedica, Medicina T. Cinese e Agopuntura, Medicina Vibrazionale, Medicina Funzionale, Osteopatia e Chiropratica, ecc.*

corpo, oltre ad avere sedi di raffinati *fenomeni chimici quali la replicazione del DNA*, è anche il luogo dove grazie *all'ATP (adenosintrifosfato) si* può parlare di rapporti tra materia ed *energia*, che nel suo complesso, da un punto di vista elettrico, si comporta come un condensatore.

Possiamo dire che, anche se in modo frammentario, nella medicina pratica, compare sia la fisica classica sia quella quantistica, e attraverso le indagini strumentali tipo: Raggi *X – Ecografie – Risonanza magnetica* sono stati messi in evidenza i codici di riconoscimento tra le biomolecole. Ad esempio, il primo a essere stato evidenziato, è stato *tra le basi del DNA e gli Amminoacidi*, mostrando come nella materia vivente le molecole non interagiscano a caso, ma solo secondo pattern ben definiti, cioè attraverso il fenomeno della: "**magnetica nucleare**", che contiene una fondamentale forza della natura, per cui è possibile attirare a sé elementi che si attraggono o si respingono. Pertanto, il magnetismo è connesso con l'elettricità, su cui si basa tutta la nostra tecnologia, anche se fin dall'antichità era già nota l'esistenza di sostanze naturali magnetiche, tra cui la <u>magnetite</u> (barretta magnetica detta calamita) che ha la capacità e la proprietà di attirare il ferro e altri metalli.

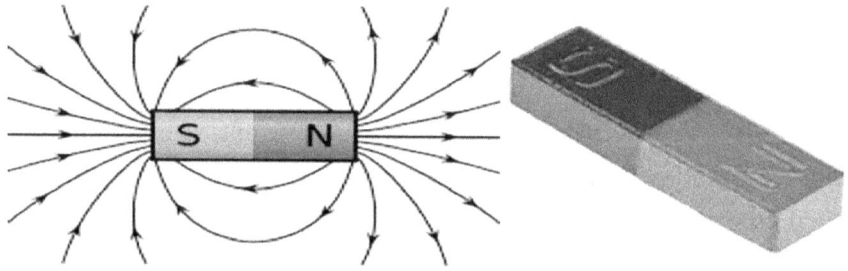

La particolarità del magnetismo è data dal fatto che gli opposti poli (+/-) non si possono separare e che nello spazio circostante si crea un campo magnetico rappresentato da linee di forza che se sono più vicine fra loro, il campo magnetico è più grande, inoltre escono dal polo nord ed entrano nel polo sud.

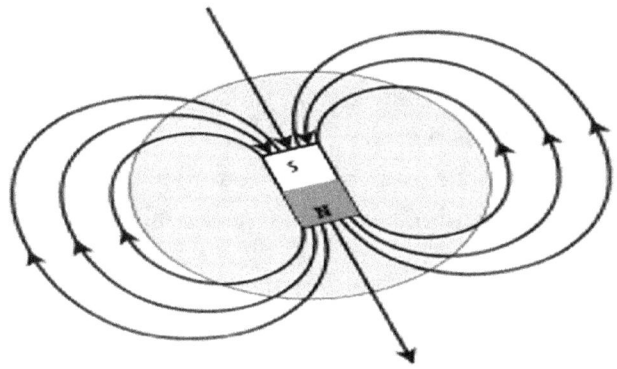

Queste linee di forza di campi magnetici vanno a orientare la Terra con il suo polo nord e il suo polo sud terrestre, che però non coincide esattamente con il polo nord e polo sud geografici.

Un oggetto metallico può essere magnetizzato in tre diversi modi: per strofinio, per induzione o per contatto. I corpi magnetizzati possono mantenere la loro proprietà magnetica in maniera temporanea oppure permanente. Recenti studi hanno ipotizzato che alcuni animali, tipo rondini, anatre e cicogne migrano con i ritmi stagionali (autunno e primavera) e percorrono anche 1000 chilometri seguendo sempre le stesse rotte, perché sono dotati di un senso magnetico, cioè della capacità di percepire le linee di forza del campo magnetico terrestre. Quest'ultimo consiste in un importante fattore di ordine biologico indispensabile per tutti i processi biologici di ogni essere vivente, ma c'è anche da dire che in quest'ultimo mezzo secolo il campo magnetico terrestre è diminuito del 50% incrementando alcune patologie.

Come il magnetismo comporta una forza fondamentale della natura, anche i fenomeni legati all'elettricità giocano un ruolo importante sia in fisica sia in biologia. L'elettricità è la forza responsabile del movimento degli elettroni nell'atomo, è infatti la forza che unisce gli atomi alle molecole influenzando il trasporto di ioni attraverso la membrana cellulare. E naturalmente interviene nella trasmissione degli impulsi nervosi e contrazione muscolare.

Nella metà del Cinquecento furono studiate le proprietà attrattive della pietra *"ambra"* dal fisico **Gilbert William**[20], per la sua capacità di attirare pagliuzze, pezzi di carta, piccoli oggetti strofinandola con un panno di lana. Dato che in greco ambra si traduce con la parola *elektron*, egli chiamò la materia dei suoi studi Electricity. Come il magnete anche un corpo può essere elettrizzato in tre modi diversi, cioè per strofinio, per contatto e per induzione.

Esempio: strofinando una bacchetta di vetro con un panno di seta, alcuni elettroni lasciano la propria orbita atomica di carica negativa, riescono a passare dal vetro alla seta caricando positivamente il vetro e negativamente la seta. Una carica elettrica è capace di influenzare lo spazio intorno a sé e lo spazio entro il quale una carica elettrica fa sentire la propria azione e quindi si viene a definire il campo elettrico. Rispetto al movimento delle cariche elettriche le sostanze possono comportarsi come conduttori o isolanti. Nei primi le cariche si muovono liberamente nel trasportare l'elettricità, mentre i secondi bloccano il movimento.

I conduttori sono: rame, ferro, alluminio, oro, argento, mercurio e metalli in genere, il suolo e il corpo umano.
Gli isolanti sono: plastica, porcellana, vetro, legno, gomma, aria.

Le equazioni che descrivono le leggi fondamentali dell'elettromagnetismo sono definite in:

- cariche elettriche che generano campi elettrici,
- correnti elettriche che generano campi magnetici,
- un campo magnetico variabile genera un campo elettrico,
- campo elettrico variabile genera campo magnetico variabile.

Il fisico **James Clerk Maxwell**[21], sintetizzò le quattro suddette

---

[20] Studiate le proprietà attrattive della pietra "ambra" dal fisico Gilbert William, per la sua capacità di attirare pagliuzze, pezzi di carta, piccoli oggetti strofinandola con un panno di lana. Dato che in greco ambra si traduce con la parola elektron. Ha definito il termine di forza elettrica, il fenomeno di attrazione che si è verificato quando sfregamento alcune sostanze. Attraverso le loro esperienze ha classificato materiali conduttori e isolanti e messo a punto il primo elettroscopio.
[21] Il fisico **Maxwell** sintetizzò le quattro suddette equazioni per esprimere il

equazioni per esprimere il concetto di onda elettromagnetica e quindi che la perturbazione sia del campo magnetico che elettrico è come un'onda che si propaga nello spazio con velocità pari a quella della luce.

Dalle più recenti scoperte del secolo appena trascorso, alla teoria della relatività di **Einstein**, alla ricerca sui biofotoni **di F.A. Popp**, fino al rapporto quantitativo tra nucleoni e fotoni del premio Nobel Rubbia, si è diffusa la dinamica biologica, dominata da meccanismi chimici, da eventi molecolari che si susseguono in modo ordinato nel tempo e nello spazio.

Anche **Werner Karl Heisenberg**[22], ci rammenta che*: "La vita non sarebbe possibile senza il magnetismo"*.

Ci si è chiesto come il meccanismo fisico a lunga distanza dell'ordine di decine di **Angstrom** (1 *Angstrom = 1centomilionesimo di centimetro*), giunga a colpo sicuro nelle molecole senza mai sbagliare indirizzo, nel luogo giusto al momento giusto, per stabilire un incontro ravvicinato di tipo chimico.

Nell'ambito della fisica, l'unico candidato per questo ruolo appare essere il campo elettromagnetico, il quale è capace sia di interagire con le molecole, sia di operare a grandi distanze. Inoltre, si è visto che il suddetto campo elettromagnetico gioca un ruolo essenziale nell'assicurare la coesione della materia liquida e solida. Pertanto l'esistenza di un livello elettromagnetico della materia vivente

---

concetto di onda elettromagnetica.
[22] Heisenberg, Werner (Würzburg 1901 - Monaco 1976), fisico tedesco. ci rammenta che*: "La vita non sarebbe possibile senza il magnetismo"*. Fu uno dei più grandi fisici teorici e fornì il suo contributo più rilevante alla teoria della struttura atomica. Nel 1925 elaborò una formulazione della meccanica quantistica denominata *"meccanica delle matrici"*, che si fonda sulle frequenze e sulle ampiezze delle radiazioni assorbite ed emesse dall'atomo nel corso delle transizioni tra i livelli energetici del sistema atomico. *Il principio di indeterminazione di Heisenberg,* secondo cui è impossibile determinare con la medesima precisione la posizione e la velocità di una particella, ebbe un ruolo importantissimo per gli sviluppi della meccanica quantistica e per il pensiero filosofico moderno. Fu insignito nel 1932 del premio Nobel per la fisica. Tra i suoi numerosi scritti ricordiamo: Principi fisici della teoria quantistica (1930), Raggi cosmici (1946), Fisica e filosofia (1958), e Introduzione alla teoria unificata delle particelle elementari (1967).

che dialoga con il livello chimico, assicura che il traffico delle molecole sia ordinato. Per cui è possibile assumere due attitudini terapeutiche.

- **Primo,** intervenire direttamente sul _livello chimico_ dell'organismo, fornendo sostanze chimiche atte a rimuovere l'anomalia manifestata della struttura molecolare.
- **Secondo,** intervenire sul _livello elettromagnetico_ rimuovendo il disturbo che sconvolge il traffico molecolare.

Queste nuove esperienze terapeutiche che sono alla base dei principi della relatività della materia-energia, li ritroviamo _già descritti e intuiti nelle diverse dottrine orientali, dal Buddismo al Gianimismo_, in quanto trattandosi di energie e di scambio di energia, in cui si recitano concetti filosofici del tipo: **_"Nulla esiste nell'universo che non sia nel corpo umano, nulla esiste nel corpo umano che non sia nell'universo"_**.

Sono noti i benefici della meditazione: calma la mente, rilassa, aumenta la concentrazione, la creatività, le energie psicofisiche, stimola e sostiene i processi di recupero cellulare e auto guarigione del corpo. Sin dall'inizio del XX secolo, la materia in quanto struttura atomica è stata definita (**struttura dell'atomo**) indivisibile per alcuni fisici, in quanto era abbastanza sconosciuta, ma negli anni successivi e precisamente dopo il 1925 con gli studi delle radiazioni dei materiali radioattivi, i fisici **Marie Skeodowske Curie** e l'esperimento di **Niels Bohrn**, si sviluppò un _modello quantizzato grazie a Erwin Schrodinger, Paul, Max Plank_[23] l'atomo fu definito e rappresentato da un nucleo centrale attorno al quale ruotano gli elettroni seguendo precise orbite. Nel nucleo si trovano i protoni e i neutroni in cui è concentrata la maggior parte della massa atomica.

---

[23] Nel1925 con gli studi delle radiazioni dei materiali radioattivi i Fisici: Curie e l'esperimento di Niels Bohrn, si sviluppò un _modello quantizzato grazie a Schrodinger, Paul, Plank._ Planck scoprì i quanti, studiando la dualità onda-particella, e anche Einstein con la sua teoria definì l'equivalenza tra energia e massa.

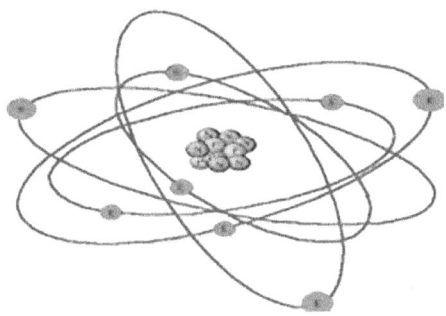

L'universo è costituito anch'esso da atomi che con molteplici combinazioni vanno a costituire molecole e sostanze legate insieme da fenomeni elettromagnetici.

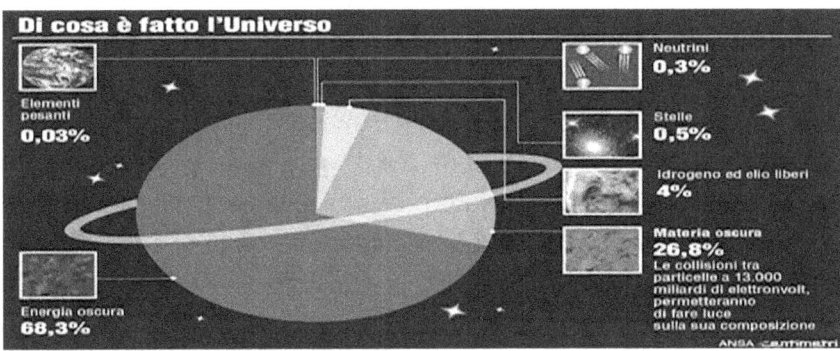

L'organismo umano e animale, composto da atomi (protoni ed elettroni) che a loro volta formano le cellule, emettono e ricevono in continuazione un elevato numero di onde elettromagnetiche, definite esogene (ricevute dall'esterno) ed endogene (ricevute dall'interno).

Le onde elettromagnetiche esogene: colori, radiazioni cosmiche, radiazioni solari, onde di Schumann. *Le onde elettromagnetiche endogene:* attività elettrica del cuore, del cervello, dei muscoli. Grazie alle suddette oscillazioni elettromagnetiche *"ordinate"*, l'organismo possiede anche la capacità di mantenere in equilibrio dinamico tutte le cellule attraverso i vari messaggi sotto forma di segnali elettromagnetici estremamente deboli, cioè a una frequenza ben stabilita, facilitando il benessere psico-fisico. A livello elettromagnetico la materia dialoga anche a livello chimico oltre che a livello fisico, per cui un'anomalia della struttura molecolare del corpo secondo la concezione della medicina occidentale, deve essere vista anche come un disturbo della rete di trasmissione elettro-magnetica che controlla il movimento molecolare, secondo il concetto di energia vitale legato alla cultura orientale, quindi alla fisica quantistica.

In sintesi dobbiamo sottolineare che come **Planck** scoprì i quanti, studiando la dualità onda-particella, anche Einstein con la sua teoria definì l'equivalenza tra energia e massa. Con queste ultime scoperte abbiamo recuperato una saggezza millenaria derivante dalla cultura orientale e una visione olistica (globale), grazie alla scientificità dei fenomeni che fino a qualche decennio fa, erano considerati inspiegabili (es. agopuntura cinese riconosciuta anche in Italia e nel mondo occidentale).

Il nostro organismo recepisce l'energia sotto forma d'informazione frequenziale, opportunamente generata sia da stimolazioni patologiche legate a oscillazioni di disturbo, oppure legate a strutture sane in quanto ogni cellula e ogni organo emette una sua particolare frequenza specifica. Pertanto la malattia può essere vista come un insieme di oscillazioni disturbanti il funzionamento fisiologico. Le terapie tengono conto dell'utilizzo dei campi elettromagnetici di debole intensità e frequenze, per cui sono personalizzate, interagendo con le risposte che il corpo rivela e stimolando la capacità di auto guarigione dell'organismo. L'energia vitale nasce con noi e preserva durante tutta la vita i delicati equilibri che vanno a costituire lo stato di salute.

Oggi giorno, con le nuove tecnologie basate su sistemi e strumentazioni sofisticati, si possono effettuare e misurare variazioni "quantiche" di energia (secondo il fisico Planck nel 1830, un "quanto" di energia equivale a 10-30 Watt/cm); per cui siamo in grado di interagire attraverso micro-radio-frequenze, regolando e modificando i flussi energetici, ripristinando l'equilibrio e la salute. Fra le molteplici apparecchiature in commercio, come ad esempio: l'elettroagopuntura, il Rife, il Mora, il Bicom, la Biorisonanza, la Cromoterapia, la NLP, ecc., esiste anche come ultimo ritrovato all'avanguardia lo

SCIO (agisce senza l'intervento cosciente) definito come un'analisi bioelettrica trivettoriale. Il Sistema **GIOBA BERTHA SCIO** è in grado di individuare la frequenza del meridiano da trattare, ricercando punti di agopuntura disturbati, per cui nel trattamento si fornisce oppure si toglie nel momento l'energia necessaria, cioè secondo il principio del vuoto e del pieno energetico.

Capitolo III
(medicina vibrazionale)

"Tutto nella vita è vibrazione"

Albert Einstein

*"L'aspetto più triste della vita in questo momento
è che la scienza raccoglie conoscenza
più velocemente di quanto la società raccolga saggezza."*

Isaac Asimov

Basandosi sulla comprensione e visione olistica, cioè globale dell'essere umano in quanto unità inscindibile tra spirito, mente e corpo, ed essendo anche un'energia multi-frequenziale alimentata da energie sottili, si aprono nuove frontiere con la Fisica Quantistica e la Medicina Vibrazionale, con delle prospettive conoscitive rivolte all'informazione, all'energia, alla materia, alla vibrazione e al campo elettromagnetico. Essendo proprio l'informazione che determina il comportamento della materia, essa è la matrice che governa l'universo, possiamo dire che le nuove tecnologie con l'esplorazione delle energie nei sistemi biologici, hanno fatto passi da gigante al fine di poter registrare e captare le emissioni elettro-magnetiche dei tessuti viventi, e per produrre emissioni di questo tipo a scopo terapeutico. Ogni essere umano è una totalità interagente con l'ambiente esterno, in quanto è composto a livello profondo della stessa essenza vibrazionale, ossia di *Luce* e di *energia Radiante*. Tutto ciò ce lo ricorda lo stesso <u>*Einstein che nel 1905*</u> con la sua teoria della relatività, in cui mostrò che la massa stessa è una forma di energia, e che massa ed energia sono interscambiabili, collegate dalla **formula E= mc2**, dimostrando scientificamente che tutto è energia. Per capire l'essenza dell'uomo bisogna scendere nell'universo subatomico, in quello delle energie sottili, passando dal mondo dei fenomeni macroscopici a quelli microscopici. Dal mondo del visibile a quello dell'invisibile, quest'ultimo è di pertinenza della fisica quantistica.

La Fisica Moderna ci dice inoltre, che nello spettro del reale esistono contemporaneamente: *informazione, materia ed energia,* tutte collegate a cascata e che la materia non esiste senza l'energia. La materia è la matrice che governa l'universo in cui è scritto che quegli atomi devono vibrare a quella frequenza e che tutto l'universo è interconnesso da una trama di informazioni che avviene a livello vibrazionale, modulando gradualmente le funzioni neurofisiologiche. Quando queste funzioni fisiologiche e funzionali sono in armonia tra di loro, permettono uno sviluppo proporzionato atto a determinare le condizioni di benessere psico-fisico, mentre quando le informazioni vibrazionali sono conflittuali e antitetiche a quelle genetiche, spingono l'essere umano a generare malessere, disagi e psicopatologie. Possiamo affermare che il campo elettromagnetico è ciò che guida ogni reazione chimica del corpo. Esso si avvale di una rete di sistemi fisico-cellulari, organizzata e alimentata da strutture di *energie sottili* che collegano la forza vitale a tutto l'organismo, coordinando le varie funzioni elettro-fisiologiche, ormonali e cellulari.

I sistemi energetici possono essere influenzati sia a livello emozionale sia spirituale, come anche da fattori ambientali e nutrizionali. La medicina vibrazionale vede gli esseri umani formati da materia ed energia che secondo Einstein, sono due aspetti della stessa sostanza universale, cioè di quell'energia primaria, detta anche vibrazionale. Infatti, tutti gli organismi esistenti dipendono da queste <u>forze sottili</u> creando sinergie nell'organizzazione strutturale di tutte le componenti molecolari.

La forza vitale creata da questo sinergismo, produce ordine nei sistemi viventi e continuamente ricostruisce e rinnova le componenti cellulari. I Medici vibrazionali guardano al corpo umano come a un modello composto da energia che secondo il principio olografico, ci spiega che ogni parte contiene l'informazione del tutto e che si rende manifesto nel DNA di ogni singola cellula.

Uno dei principi concreti che si trova alla base della medicina vibrazionale è dato dalla ***Cimatica***[24] cioè da quel meccanismo in cui il corpo fisico, le emozioni e i processi di pensiero, vanno a costituire dei campi vibrazionali. Il più denso e animato, è il fisico, che a sua volta è plasmato dalle vibrazioni più sottili (pensieri, emozioni). Infatti, l'obiettivo della medicina vibrazionale comporta un "riequilibrio" del campo energetico attraverso strumenti che non hanno una loro intensità, ma soltanto "informazione", perché i campi di energia non sentono la loro intensità ma solo la loro forma.

Con lo studio della Cimatica si ha la prova concreta che la vibrazione e la frequenza dell'onda sonora, influenzano la materia. Il padre della Scienza delle Onde, il **dr. Hans Jenny**, ha reso possibile e visibile con i suoi esperimenti il sottile potere attraverso cui il suono struttura la materia, dimostrando la supremazia della vibrazione e i suoi effetti sulla natura. Egli poneva: *sabbia, polvere e liquidi* su un piatto metallico collegato a un oscillatore che produceva un ampio spettro di frequenze, e osservava come la sabbia e le altre sostanze si organizzavano in diverse strutture. Inoltre, udiva anche il suono dell'oscillatore e la vibrazione delle sue dita toccando il piatto.

"**Tutto è vibrazione**": questa affermazione è dovuta alle intuizioni del *fisico francese **Joel Stemheimer**,*[25] *per* quanto riguarda i proteodi, cioè, *musicalità – suoni – frequenze delle proteine*, che hanno portato a una serie di sperimentazioni, confermando le sue intuizioni da cui è stato brevettato il sistema. La musica modifica gli esseri viventi, vegetali, animali e umani. Sulla base di questi studi, "sulle *frequenze in serie"* o *"risonanze su più livelli"*, sappiamo che ogni proteina corrisponde a una melodia specifica costruita a partire

---

[24] *La* base della medicina vibrazionale è dato dalla *Cimatica* (scienza delle onde). Con lo studio della Cimatica si ha la prova concreta che la vibrazione e il suono influenza la materia. Il padre della Scienza delle Onde, il dr. Hans Jenny l'ha reso possibile e visibile con i suoi esperimenti.

[25] Del *fisico francese Joel Stemheimer, per* quanto riguarda i proteodi, cioè, *musicalità, suoni, frequenze delle proteine.*

dalle onde emesse dagli amminoacidi che la compongono. Oggi giorno anche nell'ambito agricolo è iniziata la cura dei campi di vigneti, frutteti, orti, ecc., per evitare trattamenti chimici e Ogm.

Anche il biologo **Carlo Ventura,** tra i tanti studi effettuati, mette in relazione la musica, quindi la vibrazione Sonora, con la vibrazione cellulare, citando un articolo scientifico sul trapianto del cuore nei ratti. In conseguenza del problema del rigetto, infatti, il ratto muore in pochissimi giorni dopo il trapianto, però se è sottoposto all'ascolto di un certo tipo di musica, si è visto che sopravvive fino a novanta giorni, che è il tempo quasi normale della sua vita. L'unico caso in cui muore è quando gli si fa ascoltare un certo tipo di musica definita "Heavy metal". Tutta questa riflessione scientifica ci spiega come vedere la biologia con gli occhi della fisica, e in questo caso è bene sottolineare "fisica quantistica".

Joel Sternheimer Patents, fisico e musicista francese, non solo ha scoperto il meccanismo delle piante che rispondono alla stimolazione delle onde sonore, ma ha attuato una serie di sequenze di note musicali che aiutano le piante a crescere, chiedendo un brevetto internazionale. Queste sequenze sonore sono delle melodie costruite con cura. Nello specifico è riuscito a corrispondere una nota a un amminoacido quindi proteina da poter mettere in atto una melodia unica e specifica armonizzando la complessa rete cellulare.

Un altro biologo molecolare russo **Pjort Garajev**[26] e un biofisico, insieme con altri colleghi, hanno esplorato e compreso il comportamento vibrazionale-frequenziale del DNA, cioè, *il DNA in Vivo* produce delle onde di disturbo nel vuoto generando *i wormholes,* detti anche buchi di verme (*microscopici campi magnetizzati che si trovano sui bordi dei campi dei Buchi Neri*), ovvero i ponti di **Einstein-Rosen**[27], (*tunnel spazio-temporali*), di fatto sono aree di connessione fra varie aree differenti dell'universo, attraverso le quali

---

[26] Il biologo molecolare russo Pjort Garajev e un biofisico, insieme ad altri colleghi, hanno esplorato e compreso il comportamento vibrazionale-frequenziale del DNA.
[27] I Ponti di Einstein-Rosen (*tunnel spazio-temporali*), di fatto sono aree di connessione fra varie aree differenti dell'Universo.

una qualsiasi informazione può essere trasmessa e/o ricevuta istantaneamente al di là dello spazio-tempo. Il DNA non è solo la base per la costruzione del nostro corpo, ma funge anche da deposito di memoria, infatti, il codice genetico segue le stesse regole del linguaggio umano.

Durante gli esperimenti agli amminoacidi presenti nel DNA sono state rilevate delle corrispondenze identiche alle regole della grammatica (sintassi e semantica) durante gli accoppiamenti delle molecole. La conclusione è che *il nostro linguaggio non è un fenomeno isolato, ma deriva proprio dal codice genetico.*

La cosa più importante è che si può riparare la sequenza amminoacidica, semplicemente conoscendo la giusta frequenza per riprogrammare il DNA, e non il cosiddetto "taglia e incolla" dei genetisti. Tramite un dispositivo che influenza il metabolismo cellulare, si è visto che attraverso determinate frequenze luminose e radio, gli scienziati hanno potuto copiare gli schemi d'informazione di un particolare DNA, trasmettendolo poi a un altro DNA, riprogrammando le cellule.

Da tutto ciò sono così riusciti a ottenere un embrione di salamandra da uno di rana, senza gli effetti collaterali degli errori provocati dal classico copia e incolla.

Il **dr.Hans Jenny**[28], sostenne che i fenomeni in gioco erano tre:

1) di base, chiamato ***potere generativo***, cioè una specie di vibrazione e di periodicità di base.
2) Gli altri due erano poli opposti, si distinguevano in ***movimento*** (potere dinamico) e ***forma***.

---

[28] Il dr. Hans Jenny sostenne che i fenomeni in gioco erano tre:
potere generativo L'interazione di queste tre forze crea un campo unico per ogni cosa esistente e ricorda molto le tre leggi, cui sarebbero sottoposti tutti i fenomeni esistenti della filosofia di G.I. Gurdjieff (1866/1949). *Movimento* (potere dinamico) e *forma.* Insegnò attraverso lo strumento delle "danze sacre" o "movimenti" di gruppo, accompagnati da musiche, "la quarta Via".

L'interazione di queste tre forze crea un campo unico per ogni cosa esistente e ricorda molto le tre leggi, cui sarebbero sottoposti tutti i fenomeni esistenti della filosofia di **G.I. Gurdjieff** (1866/1949).

Egli, affermò che l'uomo non nasce con un'anima, ma la deve creare nell'arco della vita, e con ciò si riferiva alla coscienza superiore. Fece riferimento allo strumento dell'attenzione come mezzo per accedere a nuove percezioni e al "ricordo di sé". Insegnò attraverso lo strumento delle "danze sacre" o "movimenti" di gruppo accompagnati da musiche, "**la quarta Via**".

Molte persone sono convinte che queste scoperte non siano conquiste recenti, ma solo riscoperte di conoscenze antiche, presenti nella Bibbia e nei Testi Vedici, per cui la Cimatica va vista come un ponte che ci aiuta a comprendere meglio la sapienza antica della meditazione "Nadabrahma" *(emissione del suono a bocca chiusa)*, oppure la frase biblica *"in principio era la Parola"*, o anche la teoria di Pitagora, secondo il quale *"la geometria è musica solidificata"*.

Durante gli anni '50 e '60 il *dr. Andrija Puharich*[29] *(1918/1995)* medico e parapsicologo, ricercatore e inventore, portò avanti i suoi studi sul cervello umano con le interrelazioni delle frequenze naturali. Studiò come uno Yogi indiano riuscisse a cambiare la frequenza delle proprie onde cerebrali, passando da uno stato di coscienza a un altro con estrema facilità. Inoltre, studiò anche un guaritore facendo risuonare il proprio cervello a livello **di 8Hz (onde alfa)** e contemporaneamente a indurre la stessa frequenza nella persona che curava. Egli riuscì a capire come *il nostro cervello,* essendo sensibile a

---

[29] Andrija Puharich, medico pioniere per le proprie ricerche sull'elettrobiologia. Fu molto attivo, tanto da superare le cinquanta pubblicazioni scientifiche e ottenere decine di brevetti. Una delle cose di cui si occupò sono le cosiddette ELF (onde a frequenza molto basse). Gli studi dimostrano che le onde cerebrali umane si armonizzano con le ELF presenti nell'ambiente. Queste onde sono presenti naturalmente sulla terra e vengono emesse ad una frequenza di 7.83 Hz, detta frequenza Schumann, Se la frequenza aumenta o diminuisce si creano effetti opposti sulla salute. Se aumenta sui 10 Hz si ha un comportamento violento, mentre se diminuisce sui 6 Hz, la conseguenza è una depressione.

qualsiasi strumento, *è in grado di emettere onde a frequenza ELF (frequenze a onde molto basse), quindi è in grado di sintonizzarsi con il segnale esterno.*

Infatti, se si è esposti a frequenze **7,83 Hz,** cioè la frequenza a cui vibra la Terra, si avverte una percezione di benessere, mentre se la frequenza sale a **10.80 Hz,** si ottiene un comportamento violento, a differenza di uno stato depressivo se la frequenza scende fino a **6,6 Hz.** _Naturalmente se le frequenze calano troppo o salgono troppo gli effetti sulla salute degli esseri viventi sono molto dannosi fino ad arrivare a malattie degenerative tipo i tumori, ecc._

Grazie agli studi di alcuni ricercatori, verso la metà degli anni '70 e in particolare lo scienziato **W.R. Adey**[30], scoprì la possibilità di stimolare gli ioni biologici negli esseri viventi, attraverso l'uso di campi elettromagnetici a bassa intensità e frequenza, cioè l'esistenza di una finestra elettromagnetica, nota, appunto come: *"Finestra di Adey"*. Successivamente nel 1984, **il Prof. A.R. Liboff,** ipotizzò che il lavoro svolto da Adey poteva essere facilmente spiegabile con il fatto che il campo magnetico terrestre (GMF) intereagisce con i campi applicati per produrre una ionorisonanza ciclotronica (ICR) direttamente all'interno dei tessuti. Pertanto mostrò che la gamma di intensità della superficie terrestre corrisponde a sollecitazioni di ionorisonanza ciclotronica a bassissime frequenze per ioni biologici chiave come: *calcio – magnesio – potassio.*

La prima applicazione tecnica medica della ICR riuscì in casi di saldatura ossea, approvata dall'americana FDA (*Food and Drug Administration*) nel 1987, e una seconda a distanza di pochi anni fu

---

[30] Negli anni '70 e in particolare con lo scienziato W.R. Adey, si scoprì la possibilità di stimolare gli ioni biologici negli esseri viventi, attraverso l'uso di campi elettromagnetici a bassa intensità e frequenza, cioè l'esistenza di una finestra elettromagnetica, nota, appunto come "finestra di Adey". Inoltre nel 1984, il Prof. A.R. Liboff, ipotizzò che il lavoro svolto da Adey poteva essere facilmente spiegabile con il fatto che il campo magnetico terrestre (GMF) intereagisce con i campi applicati per produrre una ionorisonanza ciclotronica (ICR) direttamente all'interno dei tessuti.

applicata per aiutare la fusione spinale. Questi trattamenti medici sono ancora applicati in USA e in Italia. Con l'aiuto di ingegneri e ricercatori nel 1999 è stata prodotta un'apparecchiatura "Seqex", per trattamenti in zone singole corporee e in zone che interessano il corpo intero.

Si scoprì così che l'impedenza del corpo cambia dopo l'applicazione su tutto il corpo di segnali ICR, e che questi cambiamenti possono essere benefici per il paziente. In questo modo fu assegnata all'impedenza individuale il valore di <u>Fattore di Benessere personale</u>.

L'ingegnere elettronico francese, **André Simoneton**[31] dimostrò nella prima metà del Novecento che le <u>radiazioni emesse da un organismo sano si aggirano sui 6500 Angstrom (esattamente tra i 6250 e 7000)</u>, mentre sono più basse nell'organismo malato. Partendo dalle ricerche e scoperte di altri grandi ricercatori, come i francesi **André Bovis e Louis Kervran e il russo G. Lakhowsky,** Simoneton si è occupato principalmente delle *"azioni"* e degli *"effetti"* che gli alimenti hanno sul corpo umano. Per esempio una delle teorie di ***André Bovis***[32], si basa sul principio che la Terra ha <u>correnti magnetiche positive che vanno da Nord a Sud</u> e *correnti magnetiche negative che vanno da Est a Ovest*.

Queste correnti sono captate da tutti i corpi sulla superficie terrestre, e se uno di questi corpi viene messo in posizione Nord-Sud sarà più o meno polarizzato a seconda della forma e della sua

---

[31] L'ingegnere elettronico francese, André Simoneton, dimostrò nella prima metà del Novecento che le <u>radiazioni emesse da un organismo sano si aggirano sui 6500 Angstrom (esattamente tra i 6250 e 7000)</u>, mentre sono più basse nell'organismo malato. Si è occupato principalmente delle *"azioni"*, degli "*effetti*" che gli alimenti hanno sul corpo umano. Per le sue misurazione utilizzò un <u>contatore Geiger</u>, una <u>camera ionizzante di Wilson</u>, <u>il dosimetro</u> e <u>biometro di Bovis</u> graduato in Angstrom (A°) che poteva misurare al decimilionesimo di millimetro.

[32] Il francese *André Bovis* ha constatato nelle sue ricerche che la lunghezza d'onda del pane bianco prima della guerra del 1939 era di 4875 A°, proprio come la lunghezza d'onda del cancro, a differenza del pane integrale che invece arriva a vibrare tra i 7000/8000 A°.

consistenza. Nei corpi umani queste correnti, dette telluriche, positive e negative, entrano in una gamba ed escono dalla mano della parte opposta; contemporaneamente le correnti cosmiche entrano dalla testa ed escono dalla mano e dai piedi opposti. Tutti i corpi contenenti acqua accumulano queste correnti e le irradiano lentamente, perciò il corpo umano (e tutti gli alimenti offerti dalla Natura), come un condensatore variabile, agisce da rilevatore, selettore e amplificatore di onde corte e cortissime.

Georges Lakhowsky[33] biologo, ingegnere e scienziato russo, affermava invece che "*la vita nasce dalle radiazioni e viene mantenuta dalle radiazioni*"; noto per una tesi scientificamente riconosciuta inerente una presunta comunicazione senza fili tra cellule per mezzo di alta frequenza e per l'invenzione di apparecchi definiti "Oscillatori multionda". Grazie al lavoro di questi insigni ricercatori, *Simoneton* poté concepire l'idea che le cellule nervose umane non solo ricevevano lunghezze d'onda, ma erano anche delle trasmittenti: egli era convinto infatti che "*ciascuno degli organi essenziali con le loro cellule costituisce un piccolo circuito oscillante*". Qualsiasi ricevitore deve entrare in vibrazione risonante con un emettitore in maniera da raccogliere le sue emissioni. Lakhowsky paragonò il sistema a due pianoforti bene accordati, quando viene battuta una nota sull'uno, esso fa vibrare la stessa nota sull'altro. Numerosi anni di studio, permisero a Simoneton di dimostrare empiricamente che tutto il vivente in Natura emette una vibrazione o radiazione ben specifica; ma la cosa forse più intrigante è stata quella di rispondere alla domanda: "**Quali vibrazioni indeboliscono l'essere umano e quali invece lo fortificano?**"

Per le sue misurazioni utilizzò un contatore Geiger, una camera ionizzante di Wilson, il dosimetro e biometro di Bovis graduato in Angstrom (A°) che poteva misurare al decimilionesimo di millimetro. Con questo sistema è riuscito a stabilire che ogni essere umano

---

[33] Biologo russo nato il 7/09/1870, inventore di apparecchiatura di Oscillatori multionda.

in salute, emette delle radiazioni dai 6200 ai 7000 Angstrom (lunghezza d'onda che corrisponde al colore rosso).

Ogni colore in natura ha una sua vibrazione e una sua lunghezza d'onda:

Viola, da 3900 a 4300 A°
Indaco, da 4300 a 4500 A°
Blu, da 4500 a 5200 A°
Verde, da 5200 a 5800 A°
Giallo da 5800 a 5900 A°
Arancio, da 5900 a 6200 A°
Rosso, da 6200 a 7800 A°

Dopo estenuanti controlli ed esperimenti su persone sane e malate, Simoneton trovò che la media della vibrazione nelle persone sane è di *6500 A° (in su)*, mentre nelle persone malate tale vibrazione è sempre più bassa!

Tutti gli esseri viventi, per mantenere e conservare la propria integrità funzionale e il sistema vibratorio interno, hanno bisogno di tre principali sorgenti:

- **le onde telluriche e cosmiche;**
- **le onde dello spettro solare;**
- **le onde dei prodotti alimentari.**

L'uomo quindi si trova in mezzo tra le influenze vibratorie che arrivano dal cosmo, dal Sole e dalla Luna, dalle vibrazioni telluriche del sottosuolo, dalle vibrazioni umane e da quelle degli alimenti.

André Simoneton, diede sempre molta importanza all'aspetto nutrizionale, anche grazie al fatto che il regime vegetariano gli salvò letteralmente la vita.

Il suo particolare interesse per lo studio delle energie, lo portò a indagare dettagliatamente le radiazioni emesse dagli alimenti, e la sua importantissima conclusione gli permise di classificare gli alimenti in quattro grandi categorie:

- **Prima categoria: ALIMENTI SUPERIORI.** Radiazione superiore a quella trovata nell'uomo: da 10.000 a 6500 A°.
- **Seconda categoria: ALIMENTI DI SOSTEGNO.** Radiazione variabile tra 6500 e 3000 A°.
- **Terza categoria: ALIMENTI INFERIORI.** Radiazione inferiore trovata nel corpo umano: sotto i 3000 A°.
- **Quarta categoria: ALIMENTI MORTI.** Alimenti che non emettono alcuna energia riscontrabile.

In conclusione possiamo dire che:

a) Tutti gli alimenti reputati più sani sono quelli con la lunghezza d'onda più elevata, quelli che emettono più energia, più vitamine!
b) Certe procedure, comunemente utilizzate come la cottura, alterano e distruggono alcune qualità degli alimenti.
c) La freschezza di certi alimenti resta un fattore importantissimo.
d) Gli alimenti conservati e pastorizzati non conservano alcuna vitalità, sono alimenti morti.
e) Gli alimenti della terza categoria (inferiori), senza vitamine sono praticamente tutti i polipeptidi (proteine) e quindi basta una piccola carenza nell'apparato digerente (per esempio nel fegato) per scatenare intolleranze all'organismo. Non è estranea infatti l'origine spesso alimentare di emicranie, asma, eczema, orticaria, ecc.
f) Infine, la stragrande maggioranza degli alimenti della quarta categoria (alimenti morti) se sono mangiati in eccesso, provocano intossicazione.

Gli alimenti per i quali l'essere umano è biologicamente predisposto sono quelli che hanno il maggior quantitativo di acqua biologica, enzimi e vitamine, quindi di vibrazione energetica alta, alimenti della prima categoria: frutta, verdura, noci, cereali.

Quando si parla di vitamine, s'intendono migliaia di sostanze organiche che SOLO le piante, e non i laboratori, possono produrre.

Il dottor **Ehrenfried Pfeiffer**[34], biochimico seguace del filosofo e scienziato austriaco Rudolf Steiner, ha dimostrato sperimentalmente che la vita pulsa in modo genuino, dal cibo al suolo e dalle vitamine vive, pertanto, come i minerali inorganici, i prodotti chimici e le vitamine sintetiche sono morti. Attraverso la cromatografia ha dimostrato che la vitamina C sintetica o acido ascorbico è del tutto diversa dalla vitamina C dei frutti della rosa canina per esempio: quello che manca nell'acido ascorbico è il valore biologico o vitalizzante.

Oltre agli alimenti l'ingegnere Simoneton si cimentò nella misurazione delle radiazioni emesse sia dai microbi sia dalle patologie, per cui stabilì che la banda dei suddetti, aveva un valore che partiva dai 3100 A° fino ai 6500 A°, per cui il valore della dissenteria si avvicinava al colore infrarosso, mentre quello della meningite si avvicinava al colore ultravioletto.

Per essere più precisi possiamo sottolineare che:

Dissenteria 6250 A°
Difterite 4500 A°
Stafilococco 5400 A°
Tubercolosi 5525 A°
Influenza 5460 A°
Cancro 4874 A°
Tetano 4900 A°
Meningococco 3100 A°

Queste lunghezze d'onde sopraindicate sono state rapportate ad alcuni alimenti per la stessa frequenza, tipo: la **Tbc** ha la stessa lunghezza d'onda della carne cruda di dieci giorni, all'uovo di undici

---

[34] Dottor Ehrenfried Pfeiffer (biochimico seguace del filosofo e scienziato austriaco Rudolf Steiner.

giorni e al pane bianco. Infatti, è stato verificato che un essere canceroso ha una vibrazione di 4875 A° che corrisponde alla carne cruda di tre giorni e al pane raffinato, mentre una crisi reumatica ha una vibrazione di 3250 A°, e anch'essa corrisponde alla carne cruda di quattro giorni e all'uovo di ventisei giorni. Anche il francese *André Bovis* ha constatato nelle sue ricerche che la lunghezza d'onda del pane bianco prima della guerra del 1939 era di 4875 A°, proprio come la lunghezza d'onda del cancro, a differenza del pane integrale che invece arriva a vibrare tra i 7000/8000 A°. La salute è una condizione di equilibrio dinamico che i nostri corpi cercano di mantenere nell'ambiente in cui viviamo, ma bisogna riconoscere anche che l'ambiente è spesso altamente inquinato, per cui tutti noi abbiamo a che fare con delle condizioni stressanti a causa di cibi tossici, pesticidi, additivi chimici (conservanti), aromi artificiali e coloranti. Per quanto riguarda la rete idrica, anche a essa spesso vengono applicate sostanze chimiche (fluoro) per disinfettare l'acqua, che però molte volte è in sovradosaggio. Infine anche l'aria che respiriamo a causa di molti gas di scarico industriale e delle autovetture cittadine, ci troviamo ad assumere quantità enormi di ossido di carbonio, altamente tossico. Il nostro organismo ha una capacità di adattamento notevole agli eventi esterni ambientali, ma non sempre riesce ad autoregolarsi in quanto il sistema immunitario è bombardato in continuazione, tanto da non riuscire a superare lo stress da sovraccarico.

Capitolo IV
(Medicina Funzionale)

*"Nulla è di per sé veleno, tutto è di per sé veleno,
è la dose che fa il veleno."*

"La causa principale della guarigione è l'amore."

"Dove lo spirito soffre anche il corpo soffre."

Paracelso

Il termine di medicina funzionale è stato coniato recentemente, (1987) dal **dr. H. Schimmel**[35] e si riferisce all'intero bagaglio medico che sin dagli inizi di questo secolo ha utilizzato una visione integrata di salute e malattia, facendo da ponte tra le conoscenze ortodosse tradizionali occidentali e le conoscenze della medicina tradizionale orientale. Si differenzia da quella convenzionale, in quanto il suo concetto di "Salute", come stato di benessere psico-fisico si rivolge anche al benessere sociale dove l'assenza di malattia presenta una vitalità positiva unica per ogni individuo.

È quella medicina che tiene conto di tutti quei processi fisiologici fondamentali, che stanno alla base dell'equilibrio psico-fisico, degli input ambientali stressogeni e non, e delle predisposizioni genetiche che vanno a influenzare la salute e la malattia, di modo che gli interventi abbiano come obbiettivo il trattamento delle cause alle patologie e non soltanto alla sintomatologia.

Sulla base delle conoscenze della biologia molecolare, della genomica e della medicina funzionale, la salute viene evidenziata e

---

[35] Dr. H. Schimmel. Il termine medicina funzionale è stato coniato recentemente, (1987).

interpretata come il mantenimento metabolico ed energetico interconnesso fra loro, focalizzandosi sull'unicità biochimica del soggetto. Infatti ogni evento fisiologico o patologico presenta sempre una normo-reattività in grado di potenziare e ottimizzare il ritorno allo stato di equilibrio.

Pertanto l'approccio funzionale è rivolto a quell'attenzione prevalente della fisiologia e all'autoregolazione del sistema organico, capace quest'ultimo di recuperare a volte da solo, oppure con la giusta compensazione degli *stressor* responsabili della sintomatologia.

Attraverso i meccanismi di regolazione neurovegetativa dei sistemi viventi (sistema ortosimpatico e parasimpatico) e la regolazione metabolica (catabolica e anabolica) e la regolazione cerebrale, la medicina funzionale va a individuare rapidamente la giusta terapia favorendo il ripristino psico-fisiologico dell'organismo, in quanto è indirizzata soprattutto alle patologie cosiddette "funzionali" ossia quelle in cui pur esistendo dei sintomi non vi è riscontro di alcuna lesione anatomofunzionale. Integra i suoi interventi terapeutici tenendo conto della comprensione fisiologica e funzionale, e con attenzione particolare alla nutrizione e al riequilibrio acido/base. È un approccio clinico che integra la medicina convenzionale con diverse medicine non convenzionali, dall'agopuntura all'omeopatia, dall'omotossicologia alla fitoterapia e alla floriterapia. Tra gli approcci alternativi, maggiormente "complementari" utilizzati vi sono: agopuntura – osteopatia – medicina orto molecolare, e infine prende in considerazione tre aspetti fondamentali che sono alla base di un programma terapeutico personalizzato, cioè: l'Individualità Biochimica, la Funzionalità Biomeccanica, l'Aspetto Psicosomatico.

Per quanto riguarda l'individualità biochimica, possiamo affermare che ogni individuo è unico nonostante la sua somiglianza ad altri individui, cioè le caratteristiche genetiche, metaboliche e psichiche per la sua personale esperienza di vita, le sue capacità adattative agli eventi stressogeni, sviluppano in lui quella particolarità di unicità nello sviluppo emotivo e di personalità.

Tutto questo può riguardare anche lo sviluppo di alcune patologie con sintomatologia diversa da individuo a individuo, perché i diversi fattori possono entrare in gioco con condizioni predisponenti genetiche, oppure si vengono ad associare dei cofattori ambientali diversi, tipo: *cattive abitudini alimentari – tossicità ambientali – traumi fisici – droghe - stress sociali negativi.* Questi eventi vanno a stimolare l'organismo innescando una serie di reazioni biologiche negative prettamente individuali.

Mentre la funzionalità meccanica va considerata a livello di stimoli sensoriali che confluiscono direttamente al sistema nervoso centrale attraverso la triade della salute: <u>biochimica – strutturale – emozionale</u>. Se questi tre aspetti sono in equilibrio tra loro, si genera uno stato di benessere fisico, altrimenti i vari stimoli abnormi possono generare disfunzioni.

Perciò l'efficienza della funzionalità biomeccanica è di non creare stimolazione sensoriale alterata, e quindi di non permettere alla memoria neurologica centrale di dare risposte di conseguenza alterate. Questa memoria a volte può essere ereditata o da particolari esperienze di vita viziate o da abitudini lavorative.

Il terzo aspetto anch'esso molto importante è la funzione psicologica dell'individuo, cioè l'aspetto psicosomatico, in quanto i suoi schemi mentali possono riguardare una memoria innata o acquisita generando sia una reazione biomeccanica sia biochimica. Ad esempio uno stato ansioso, di rabbia o anche depressivo può innescare una reazione somatica andando a colpire organi più deboli, attraverso la canalizzazione energetica (meridiani). Quest'ultima ci permette di individuare quale organo bersaglio ha reso possibile la disfunzione in eccesso o in difetto.

Attraverso questi parametri possiamo stabilire quali sono i principi fondamentali della Medicina Funzionale, per cui una buona salute si avvale di una buona nutrizione alimentare, di un buon assorbimento, di evitare elementi stressogeni cronici, il contatto con sostanze tossiche provenienti dall'ambiente (veleni). Quindi la Medicina Funzionale è un approccio medico integrato, su basi scientifiche, focalizzandosi sull'unicità biochimica del paziente, che progetta interventi personalizzati per restaurare l'equilibrio fisiologico, psicologico e strutturale.

La medicina funzionale, complemento della medicina moderna è una metodica medica diagnostica e terapeutica rivolta al riequilibrio funzionale dell'organismo, rispettando l'individualità del singolo soggetto sia da un punto di vista genetico sia ambientale per costituire l'unicità di ogni essere umano.

Detta medicina definita anche biologica per sua natura non violenta, non tossica, si avvale di quelle conoscenze moderne evidenziando il disturbo funzionale come precursore del danno organico. Il suo approccio alla salute è centrato sulla persona e non sulla malattia, focalizzando l'intervento sulle varie concause che sono andate a intaccare quel patrimonio genetico, nel contesto ecologico e ambientale, e dell'esperienza personale (abitudini di vita, educazione, cultura, alimentazione ecc.). Sia le componenti fisiche, strutturali e materiali e sia gli aspetti mentali, sociali, psichici, morali e spirituali vanno situati sullo stesso piano, in quanto un disturbo può essere causato da più livelli contemporaneamente.

La medicina funzionale si avvale delle sottostanti aree d'intervento:

- studio del terreno acido/base
- stato della matrice extracellulare o mesenchima
- metabolismo ana e catabolico
- ruolo della microecologia intestinale (disbiosi)
- ruolo dello stress ossidativo
- regolazione del sist. neurovegetativo (simpatico/parasimpatico)
- unità funzionale dell'asse psiche-cervello-organi

Il raggiungimento del benessere psico-fisico offre a ogni essere umano un'opportunità dalla quale si possa sviluppare consapevolezza e percezione di un linguaggio arcaico e intelligente che la natura ha donato a tutta l'umanità. Vari autori hanno scientificamente dimostrato che ogni processo evolutivo della natura ha come premessa un significato biologico, per l'esistenza di un'interconnessione fra: cellula — organo — cervello, sostenuta dalla matrice extracellulare. Da tutto ciò si può dedurre che questa interconnessione biologica (matrice extracellulare), non è altro che una chiave di lettura, che ci permette di intervenire in tutti quei casi in cui avvengono interferenze atte a disturbare l'equilibrio psico-fisico. La Chiave, metaforicamente parlando è: un'espressione simbolica che ci permette di aprire quel circuito bioenergetico ricco d'informazioni consce e inconsce che regolano il sottile equilibrio emozionale e neurovegetativo (simpatico e parasimpatico). Perciò attraverso varie metodiche sia olistiche sia allopatiche, essa ci orienta in un percorso consapevole atto a integrare l'universo macroscopico (natura) con quello del microcosmo (l'uomo). Queste due entità psico-fisiche, se separate fra loro, portano a privilegiare uno dei due aspetti, che di conseguenza tende a esprimere un concetto fortemente riduttivo; mentre se l'uomo riesce a integrarsi nel suo ambiente, a contatto con la sua natura evolutiva potrà percepire quel benessere psico-fisico che lo armonizza con il tutt'Uno universale.

L'essere umano va quindi inteso come un sistema complesso in grado di elaborare informazioni derivanti sia da un ambiente esterno che interno, di apprendere nuove esperienze e avvantaggiandosi anche degli avvenimenti vissuti precedentemente. Si tratta quindi di un principio fondamentale in cui va applicato a livello delle particelle elementari in cui lo scambio di informazioni coinvolge tutto l'universo tramite i vari rispettivi campi elettromagnetici. Oggi con le nuove conoscenze sappiamo che non basta descrivere i sistemi collegati tra loro, ma dobbiamo compiere un passo ulteriore rivolgendo lo sguardo alle Leggi Universali in cui i sistemi viventi e tutte le strutture materiali si presentano sempre con modalità quadripolare, cioè a quattro (Legge del 3+1) elaborata del fisico-atomico **Wolfgang Pauli**[36] il quale non si accontentò delle tre note particelle elementari (protone – neutrone – elettrone) ma con la scoperta del _neutrino_ che gli valse il premio Nobel. Egli sostenne la completezza di un sistema evidenziando qualità diverse. Quest'analisi si pone in un rapporto reciproco con la teoria dei 4 elementi di Democrito (460

---

[36] Fisico Wolfgang Pauli: premio Nobel per la scoperta del neutrino.

a.C. /370 a.C.) fondata 2500 anni fa (padre dell'atomismo). Con l'Atomismo gli antichi Greci raggiunsero la massima espressione della ricerca filosofica naturalistica iniziata dai membri della scuola di Mileto.

Circa cinquanta anni fa, anche **Max Luscher**[37] nato a Basilea il 9 settembre 1923, psicoterapeuta, sociologo e filosofo svizzero, presentò un cubo quadridimensionale che perfezionò sempre più, in cui riconobbe che la forza propulsiva tra psiche e mente, venne suddivisa in 4 categorie, permettendo così una definizione dei comportamenti umani, attraverso la psicodiagnostica di regolazione. Inventore del famoso "test dei colori di Lüscher". Un test psicologico che analizza lo stato d'animo di un soggetto in base alla sua preferenza di colori. Le conseguenze della legge scoperta da Pauli del sistema più piccolo nell'atomo, ci mette in risalto una realtà di questo principio anche in altri ambiti, cioè, che alla base della materia esistono:

1) le quattro basi del DNA (timina, guanina, adenina, citosina),
2) i ritmi del cosmo sono quattro (primavera, estate, autunno, inverno),
3) i gruppi sanguigni sono quattro (A, B, AB, 0), questi ultimi stabiliscono la base dell'individualità immunologica.
4) gli esseri umani si basano su quattro tipi fondamentali con varia indole, sensazioni, movimento, alimentazione, riposo; che a sua volta possono produrre altri 12 ibridi caratteriali.
5) i quattro regolatori del metabolismo cellulare (cortisolo, T3/T4, STH, peptidi anabolici).

Il cortisolo è un ormone direttamente secreto dai surreni in risposta all'ACTH. Esso viene anche detto "ormone dello stress" in quanto l'organismo ne produce una quantità maggiore in risposta a situazioni di allerta. Gli ormoni tiroidei stimolano i processi cosiddetti <u>anabolici</u>, vale a dire di crescita, sviluppo e movimento dell'organismo. L'STH detto somatotropo, ormone della crescita di natura

---

[37] Max Luscher (Basilea, 9 settembre 1923) psicoterapeuta, sociologo e filosofo svizzero.

proteica prodotto dall'adenoipofisi, ha azione anabolizzante, diabetogena e di ritenzione di Na, K, Ca e P.

Quest'ultima pietra miliare nella storia dei 4 elementi, già proposta venti anni fa dallo scienziato **dr. Jurgen Schole**[38] dell'Università di Hannover, inerente la legge della" regolazione del metabolismo cellulare", avviene correttamente quando sono presenti contemporaneamente nella cellula e nel nucleo i tre ormoni (STH – Cortisolo – T3/T4).

Le correlazioni dei sistemi quadripolari si avvalgono esclusivamente di processi radicali, attraverso la cessione e l'accettazione di elettroni, portatori di cariche negative/positive, avendo un ruolo significativo nella relazione dell'equilibrio acido/base. Il suddetto equilibrio si avvale di due meccanismi polari che decorrono lungo l'asse Reni-Polmone (bicarbonati, ac. carbonico) e lungo l'asse Fegato-Flora batterica intestinale (ammonio-ammoniaca). Da tutto ciò si deduce che le nostre cellule sono dei circuiti elettrici vibrazionali

---

[38] Dr. Jurgen Schole La forma originaria vera e propria del trattamento consiste nell'utilizzo delle frequenze del paziente stesso. La prima versione in serie era costituita dall'apparecchio MORA, equipaggiato allora con filtri manuali. La 2° generazione è stata rappresentata dall'apparecchio BICOM, che per primo disponeva di un ciclo di frequenza automatico (secondo Marscholleck). Apparecchiature del genere lavorano tuttavia secondo il così detto metodo ad un cavo e necessitano di conseguenza di amplificatori, cosa che limita il passaggio delle frequenze e può portare a falsificazioni del segnale. Il trasferimento del segnale terapeutico inoltre non avviene in modo del tutto naturale, visto che in parte vengono tagliate le importanti armoniche. Solo grazie alle apparecchiature di 3° generazione (Vegaselect, successivamente anche AMS) è stato possibile evitare questi svantaggi. Qui trovano applicazione 2 cavi di entrata e 2 di uscita (più e meno), cosa che rende superflua un'ulteriore amplificazione. Infatti il passaggio di frequenze rimane aperto verso l'alto e verso il basso e il segnale ricco di armoniche. La caratteristica del segnale organico viene mantenuto in questo modo il più naturale possibile. Wolfgang J. Lutz (27 maggio 1913-19 settembre 2010) è stato un inventore austriaco, medico e autore di Leben ohne Brot. Ha mostrato come, con poco ricorso alla chirurgia o droghe, sostanziale miglioramento potrebbe essere fatto per la salute attraverso l'alimentazione a basso contenuto di carboidrati; Lutz ha dimostrato, tra l'altro, un modo probabile evitare il pedaggio enorme e montaggio preteso da obesità e diabete. Per onorare questo contributo, Lutz è stato fatto un onorario della città di Londra nel 2007. Il suo libro con Christian Allan: *"La vita senza pane",* come una dieta a basso contenuto di carboidrati può salvare la vita è ancora in stampa dopo 16 anni.

che secondo Cyrill **W. Smith**[39], nel suo libro "L'uomo elettromagnetico: salute e pericolo nell'ambiente elettrico" indica l'esistenza della nostra innata elettro-sensibilità. Nei suoi studi emerge il rapporto tra i processi vitali (vita) e fenomeni elettrici (elettromagnetismo), in cui le suddette cellule si caricano e si scaricano, quindi si polarizzano e depolarizzano continuamente raggiungendo una differenza di potenziale che va da 0,12Volt a -90mV, producendo un'intensità di campo di 10 alla 7Volt/cm.

Pertanto se questi processi di potenziale non fossero sufficienti, la cellula non sarebbe in grado di espletare le migliaia di funzioni metaboliche al secondo (circa 100.000).

Quando si verifica una funzione ridotta della tensione cellulare, si va incontro a tutti quei processi degenerativi tipici delle patologie croniche, fino ad arrivare alla formazione di neoplasie in cui si stabilisce una depolarizzazione permanente con valore minimo potenziale di circa -15mV. Un forte contributo molto rilevante per la comprensione scientifica di questo meccanismo, va rivolto al professore e dottore in agraria **Manfred Hoffmann**[40] per aver eseguito numerose misurazioni dei potenziali elettrici sugli alimenti. La ricerca di metodi di rilevazione della qualità elettrochimica del cibo e la sua influenza stressante dovuta alla produzione tecnologica, ha portato allo sviluppo di uno screening elettrochimico basato sul potenziale redox, che è la riduzione/potenziale di ossidazione di una sostanza, misurato nelle condizioni standard contro un riferimento semi-cella standard = pH 7,0. Egli sottolineò che non è tanto la composizione chimica dell'alimento a essere decisiva, ma il suo contenuto in elettroni che possono neutralizzare i protoni, e quindi lo spostamento polare di due portatori di carica che modifica il campo potenziale

---

[39] Cyrill W. Smith nato a Londra nel 1930. Ha lavorato sulla ricerca del radar, la rilevazione e l'intensificazione delle immagini radiografiche mediche, lo spettro del cielo al crepuscolo prima di unirsi Salford University nel 1964 dove ha insegnato e fatto ricerca presso il Dipartimento di Elettronica ed Elettrotecnica fino al suo pensionamento nel 1989.
[40] Manfred Hoffman a studiato presso la. Agraria Facoltà Weihenstephan di Monaco Università Tecnica Agricoltura e si è conclusa dopo il tirocinio con la formazione tecnica.

determinando le caratteristiche del tessuto, ovviamente la regolazione avviene per via ormonale.

La caratteristica dell'equilibrio acido-base consiste nella capacità delle particelle cariche positivamente e negativamente di modularsi attraverso i loro campi potenziali, contemporaneamente con la regolazione del metabolismo cellulare, formando così il sistema quadrisinergetico con un gioco di quattro forze polari, permettendo un adattamento rapido e sicuro in condizioni ambientali mutanti. L'adattamento degli avvenimenti è il risultato derivante dalla risonanza di ciascun individuo con il suo ambiente facendone aumentare la sua coscientizzazione attraverso gli effetti dell'apprendimento.

Detto apprendimento corrisponde all'informazione mentale regolatoria, cioè alle funzioni fisiche necessarie per l'autogestione psichica individuale. Tenendo conto che nella medicina funzionale ogni persona è unica, possiamo dire che anche la terapia è unica e in grado di condurla a uno stato di benessere che insieme con una serie di regole di vita, stabilizzano lo stato di salute. Pertanto l'indirizzo terapeutico viene rivolto al supporto nutrizionale e all'integrazione con altre metodiche complementari quali l'omeopatia, fitoterapia, l'agopuntura, osteopatia, medicina orto molecolare ecc.

Mi preme sottolineare che la medicina funzionale tiene conto di quegli individui definiti "sani per statistica di laboratorio", in quanto pur considerati sani, non godono di ottima salute, infatti spesso presentano disturbi funzionali senza nessun'alterazione d'organo.

Capitolo V
(medicina tradizionale cinese)

*"I saggi videro in alto le geometrie del cielo,
videro in basso le vie della terra.
Conoscevano la vera natura delle cose.
Le teorie sulla vita e sulla morte."*

Yi Jing

La Medicina Cinese è una medicina olistica, considera l'essere umano nel suo insieme, cioè come espressione delle sue energie fisiche e psichiche, analizzandone sia i fattori fisiologici sia quelli emozionali.

L'OMS (Organizzazione Mondiale della Sanità) riconosce attualmente molti protocolli e strumenti terapeutici propri della M.T.C. Infatti, con la rivoluzione culturale di **Mao Tse Tung**[41] e precisamente nel 1949, vennero riuniti i migliori medici di tutta la Cina con l'incarico di unificare in un metodo omogeneo le innumerevoli correnti e tradizioni mediche presenti sul vasto territorio cinese sviluppatesi nel corso di millenni.

Questi metodi, (agopuntura, fitoterapia, massaggio tradizionale cinese, riflessologia tradizionale 'taoista' dietetica, e altri sistemi) consentirono al corpo di riorganizzare gli squilibri e le disarmonie a carico di Sangue, *Jing, Qi, Shen* e di ripristinare il naturale ciclo di "generazione" e "controllo" dei 5 Elementi (Movimenti).

La medicina tradizionale cinese si rifà a una filosofia in cui

---

[41] Con la rivoluzione culturale di Mao Tse Tung e precisamente nel 1949, vennero riuniti i migliori medici di tutta la Cina con l'incarico di unificare in un metodo omogeneo.

l'universo è visto in chiave energetica più che in chiave materiale, in cui sul piano fisico ci sono due forze che possono agire sia in maniera equilibrata e sia in modo squilibrato, definiti: **Yin e Yang**.

Ogni manifestazione di squilibrio energetico (malattia) è uno squilibrio di queste due forze. L'anatomia cinese oltre agli organi fisici, identifica sulla superficie del corpo delle vie energetiche (meridiani) che sono in relazione agli organi fisici, e vede la comparsa di malattie come blocchi nello scorrimento dell'energia vitale lungo questi meridiani.

Pertanto lungo questi meridiani esistono punti energetici particolari (i punti di agopuntura o agopressione) dove in qualche modo l'energia entra nel corpo fisico e interagisce con esso.

Circa una trentina di anni fa in Francia (anni '80), Darras, De Vernejoul e colleghi, fu eseguito un esperimento per dimostrare l'esistenza di queste vie energetiche, cioè lungo un meridiano (del Rene), furono iniettate piccole quantità di una soluzione contenete sostanze radioattive, dimostrando attraverso fotografie con pellicole sensibili alla radioattività l'esistenza del suddetto meridiano. Il formarsi sia di una linea radiopaca in corrispondenza del luogo dell'iniezione del liquido radioattivo (Tecnezio 99), diede effettiva constatazione del diffondersi del suddetto in modo rettilineo lungo il percorso del meridiano in causa (es: K17 del Rene) per circa 30 cm; mentre un'iniezione fuori dal punto specifico dell'agopuntura diede manifestazione diversa, cioè l'espandersi del liquido in maniera circolare intorno al punto non agopunturistico. Pertanto tutti e due gli eventi diedero risultati positivi a confermare la specificità della sperimentazione. Mentre un decennio prima degli anni '80, due biofisici, R. Becker e M. Reichmanis, mostrarono l'effettiva presenza di correnti elettriche nei percorsi dei meridiani. Per gli orientali l'essere umano non è costituito solo da un corpo fisico, ma almeno da un altro "corpo" che lo compenetra e che non è di natura fisica ma "energetica" dando a questa parola un significato molto ampio.

Tutto ciò sta a significare che l'essere umano si trova a vivere in almeno due dimensioni differenti contemporaneamente e occupanti lo stesso spazio, una dimensione fisica visibile e percepibile dai nostri sensi fisici, in cui sono in vigore leggi ben definite e una dimensione sottile "energetica" sottoposta a leggi diverse.

L'antica filosofia Cinese che sta alla base della loro medicina è una conseguenza dei rapporti dell'uomo con il suo ambiente, cioè i cinesi considerano gli esseri umani come un microcosmo all'interno del macrocosmo universale. I processi interni dell'organismo vivente sono riflessi nelle leggi universali del fluire dell'energia, elemento fondamentale per il movimento energetico definito il *"Chi" o "Qi"*, sostanza che scorre dall'ambiente nel corpo umano. Questo tipo di energia definita sottile, permea l'ambiente, chiamata anche *"prana"* dagli antichi Indù, perché questa particolare sostanza può essere parzialmente originata dalla radiazione solare, al di fuori dello spettro elettromagnetico della luce visibile. Infatti siamo continuamente immersi in invisibili emissioni differenti da fonti radianti, che possono andare dalle più comuni vibrazioni tipo Radio e TV, alle più sottili dell'energia solare.

Nel modello cinese l'energia *"Chi"*, penetra nel corpo umano attraverso vie di entrata sulla pelle, vie delimitate dai punti di agopuntura specifici che una volta entrate nel tegumento arrivano fino alle strutture organiche sottostanti apportando energia nutritiva vitale attraverso le dodici paia dei meridiani principali e dei loro sottostanti meridiani accessori interni. Un altro importante concetto chiave della filosofia cinese è dato dalla polarità dell'energia, che viene esplicata attraverso lo Yin e lo Yang, andando a definire il concetto di complementarità, cioè la dualità onda-particella della materia della fisica moderna. Infatti, il "Nei Ching" precisa che nell'intero universo avviene una serie di oscillazione definite forze yin e yang, dove *Yang* rappresenta il maschile, attivo, associato al sole, alla luce, è il principio creativo di vita, mentre lo *Yin* è il principio femminile, passivo, distruttivo, associato alla luna, al buio e alla morte. È bene sottolineare che la base filosofica della medicina orientale è il Taoismo (la Via della Vita), una scuola di pensiero le cui radici risalgono a tempi preistorici, dove il suo contributo maggiore è basato su alcuni principi basilari, definiti in:

- *tutti i fenomeni hanno luogo in uno spazio infinito;*
- *tutti i fenomeni sono correlati e interdipendenti;*
- *ogni cosa è dotata di energia e vibrazione;*
- *ogni cosa è perennemente in trasformazione.*

Questa concezione taoista in cui raggruppa tutti i sopraelencati fenomeni, sta a rafforzare il concetto che il movimento dell'energia tra i due poli universali del "+" (positivo) e il "-" (negativo), rappresentati appunto rispettivamente dallo yang e dallo yin, vanno a esaminare da vicino i principi intesi come due estremi, in perenne moti vibratori e circolari di energie e fluidi, tendente all'espansione e alla concentrazione. Quando la forza centripeta dello yang raggiunge il proprio limite, cambia direzione e inizia una fase di espansione, centrifuga, cioè yin. Questo costante flusso tra i due estremi viene rilevato anche in altre cose, dalle più minuscole molecole alle pulsazioni delle galassie; mentre nell'organismo possiamo constatarlo nel ritmo del cuore, nei polmoni (inspirazione/espirazione) e nei movimenti peristaltici dell'intestino.

La trascrizione dallo yin allo yang spesso ha luogo in modo spiraliforme, osservando lo sviluppo della forma umana dalla struttura concentrica dell'embrione all'architettura della muscolatura.

Esempio: simbolo dell'infinito YIN/YANG

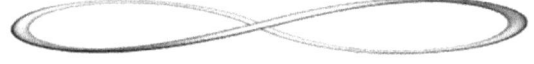

Oppure: YIN/YANG <u>Forze del cielo e della terra</u>

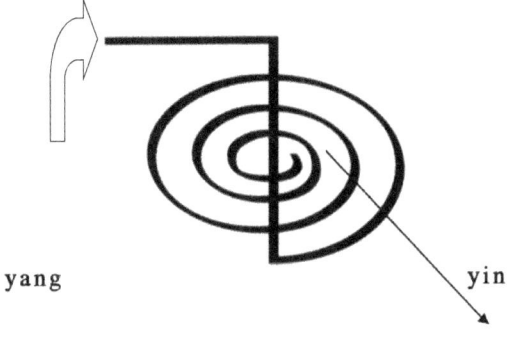

(spiralità dello yin e dello yang)

Gli antichi cinesi e giapponesi simboleggiavano lo Yin quale forza della Terra (energia centrifuga proveniente dal pianeta) e lo Yang quale forza del Cielo (energia centripeta agente sul pianeta dall'esterno). Pertanto quando si raggiunge un equilibrio tra questi due aspetti (+ e -), si definisce una dimensione sana e di benessere del corpo della mente/spirito, mentre la disarmonia si concretizza come malattia del corpo fisico, in quanto la disfunzione energetica a livello fisico si riflette nello squilibrio dei meridiani accoppiati nel corpo, per cui il *"chi"* di destra non fluisce bene rispetto a quello sinistra e viceversa, creando patologia d'organo.

I meridiani possono essere considerati dei circuiti elettrici che collegano i punti superficiali con gli organi interni e il *"chi"* che scorre con ritmo ciclico caratteristico, riproduce i ritmi biologici innati e naturali, per cui sono il riflesso dell'interazione ciclica energetica dei cinque elementi. **La Teoria dei 5 Elementi**: schema fondamentale del sistema cinese in cui vengono collegate tutte le energie e le sostanze a uno dei cinque elementi che sono :

Fuoco – Terra – Metallo – Acqua – Legno. La forma pentagonale esterna crea il Ciclo di Generazione, mentre la forma a stella interna crea il Ciclo di Distruzione.

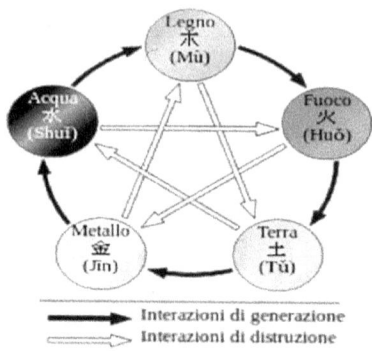

→ Interazioni di generazione
⇒ Interazioni di distruzione

Nel primo *ciclo di generazione*, ciascun elemento genera o produce il successivo alimentandolo con un passaggio di energia, definito "*legge Madre-Figlio*". Nella visione orientale il fuoco produce la terra che bruciando il legno, le ceneri ritornano alla terra, a sua volta la terra produce il metallo (giacimenti metalliferi), quindi il metallo produce l'acqua (sorgenti spontanee si trovano vicino a depositi minerali; infine l'acqua produce il legno (alberi che crescono assorbendo acqua), il legno conclude il ciclo bruciando e crea il fuoco, per cui si avrà di nuovo la terra (il fuoco è il figlio del legno e madre della terra).

Nel secondo ciclo detto di Distruzione, ogni elemento distrugge e assorbe il successivo, in realtà è un ciclo di controllo attraverso il quale gli elementi si equilibrano reciprocamente, perché se un elemento è troppo forte o troppo debole può attaccarne un altro o esserne aggredito.

Pertanto possiamo affermare che il Legno può attaccare la terra (le radici entrano nel suolo), la terra controlla l'acqua (per mezzo degli argini), l'acqua danneggia il fuoco (lo spegne), il fuoco distrugge il metallo (lo liquefa), il metallo distrugge il legno (quando l'ascia taglia l'albero) per cui il ciclo ricomincia. Questi cicli descritti precedentemente, sono stati riprodotti anche alle leggi del macrocosmo e possono essere decritti nelle leggi del *microcosmo umano*, per cui ogni riferimento a un elemento si viene a rapportare a un rispettivo organo. Nel ciclo di generazione, il Cuore è abbinato al Fuoco, in quanto sostiene la Milza (terra) e le energie della milza a loro volta passano ai polmoni e nell'intestino crasso (metallo), il flusso si dirige verso il Rene e la Vescica (acqua) per poi passare al fegato e cistifellea (legno), in ultimo dal legno l'energia viene riciclata attraverso i meridiani verso il Cuore e il ciclo ricomincia.

Tutta la rete energetica quindi, è costituita da sei Meridiani Principali e sei Secondari, distinti ciascuno in una parte inferiore e in una parte superiore, per cui vengono denominati 12 e sono:
Tai Yin: Milza-Pancreas/Polmone
Shao Yin: Rene/Cuore
Tsuè Yin: Fegato/Maestro cuore
Shao Yang: Triplice Riscaldatore/Vescica Biliare
Yang Ming: Grosso Intestino/Stomaco
Tai Yang: Intestino Tenue/Vescica

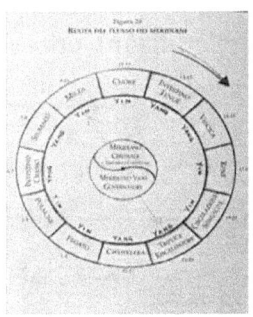

A ogni meridiano principale si riscontra un meridiano Tendino-Muscolare con decorso centripeto originandosi dalle estremità delle dita delle mani e dei piedi, a decorso superficiale e sovrapponibile ai principali omonimi. Essi veicolano energia di difesa (Oè), la forma più yang circolante nell'organismo. Si riuniscono in zone, dette: "Punti di riunione", esempio:

- lo Yang degli arti inf. si riuniscono allo zigomo (18 IT)
- lo Yang degli arti sup. si riuniscono alla reg. temporale (13 VB)
- lo Yin degli arti inf. si riuniscono al pube (2VC)
- lo Yin degli arti sup. si riuniscono all'ascella (22VB)

Un altro sistema che consente il passaggio dallo Yin allo Yang, quindi dalla profondità dei visceri alla superficie del corpo, cioè verso la zona più Yang dell'uomo, ossia il capo, sono dovuti ai Meridiani Distinti.

Altro sistema di connessione sono i *"Vasi Lo"*, di cui uno profondo e l'altro superficiale (es.: Fegato e Vesc. Biliare; Rene e Vescica). Essi sono detti anche <u>Trasversali</u> e il collegamento avviene tra il punto Lo e il punto Iunn (Iu-Iunn). Mentre altri *Vasi Lo*, si distinguono anche in <u>Longitudinali,</u> in numero di 14 (12 meridiani principali + 2 di VC e VG).

Infine, esistono altri 8 importanti Meridiani Curiosi, perché costituiscono un sistema a parte, separato, cioè non esiste l'alternanza yin-yang come in quelli principali, regolano però l'organizzazione genetica, e trovano il loro campo di azione nell'endocrinologia. Possiamo aggiungere che i Meridiani Curiosi riguardano la sopravvivenza dell'individuo e della specie, regolando le attività energetiche del corpo.

Sono costituiti da coppie Yin/Yang:

- Jenn Mo/**Tou Mo** (6r+5,12,17vc+14vg+7p)/**(62v+25st+3It+40vb)**
- Tchong Mo/Tae Mo (4 mp +30st+6mc)/(5tr+9vg+41vb+63v)
- Yin Oè/Yang /Oè (6mc+9vg+4mp)/(5st+25vb+41vb+63v)
- Yin Keo/Yang Keo (6r+5,17vc+1v+7p)/(3It+3r,23v+62v+40vb)

Di questi 8, due sono mediani, uno anteriore e uno **posteriore**. Essi sono definiti anche Meravigliosi, perché hanno una speciale importanza, stabilita dalla cosiddetta organizzazione energetica primordiale dell'uomo, ossia legata alla sessualità come conseguenza normale e conforme all'ordine del cielo e della terra.

La funzione del "Ming Men", nota come porta della luce: il cosiddetto <u>Triangolo Sacro</u> in cui si concentra l'energia primordiale, appunto, derivante dalla fecondazione.

Il capostipite dei Meridiani Curiosi/Meravigliosi è costituito del **Tchong Mo,** che fa circolare l'energia ancestrale, regola e assicura una migliore salute e un buon equilibrio, in quanto agisce a partire dall'origine della vita stessa, supportata e mantenuta dalla cerniera Neurovegetativa (Tsiuè Yin/Shao Yang).

La suddetta teoria dei "**5 Element**i" denominata anche di Movimento, Trasformazione, Mutamento, Fase e Logge; descrive sinteticamente il processo ciclico di nascita, crescita, sviluppo, declino, morte e rinascita di tutti i fenomeni.

Descrizione delle Logge:

LOGGIA SUD: meridiano Tai Yang - INT. TENUE

"Shao yin - **CUORE**

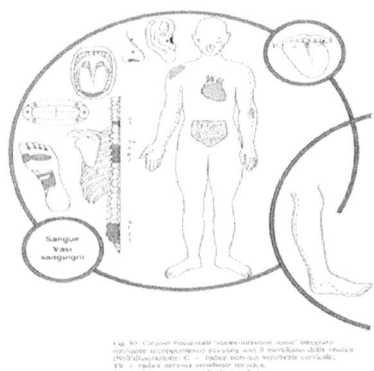

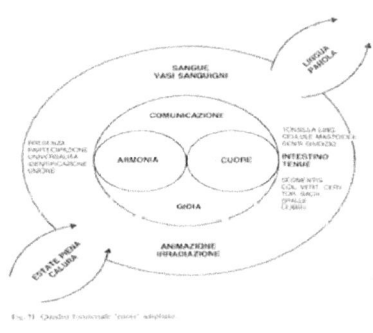

LOGGIA CENTRO: meridiano Yang ming - STOMACO

"Tai yin - MILZA/PANCREAS

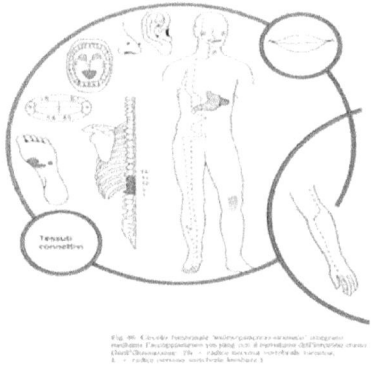
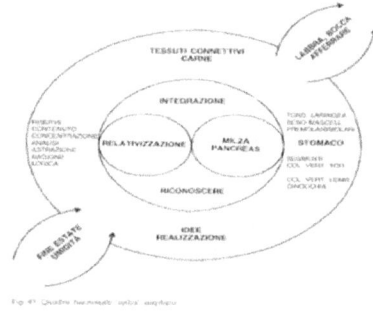

LOGGIA OVEST: meridiano Yang ming – GROSSO INT.

"Tai yin - POLMONE

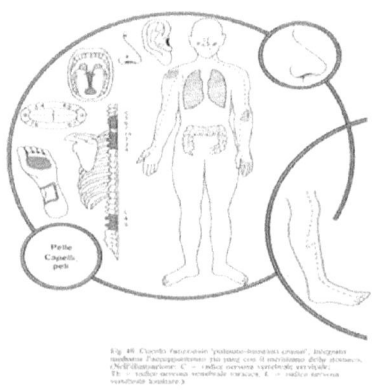
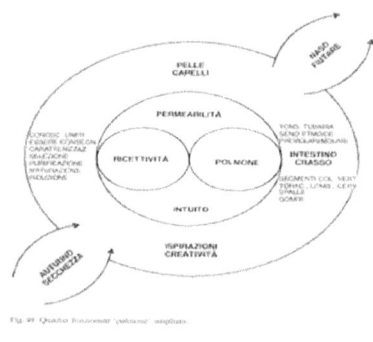

LOGGIA NORD: meridiano Tai yang - VESCICA

"Shao yin - RENI

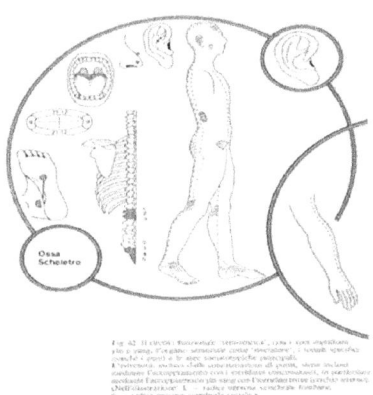 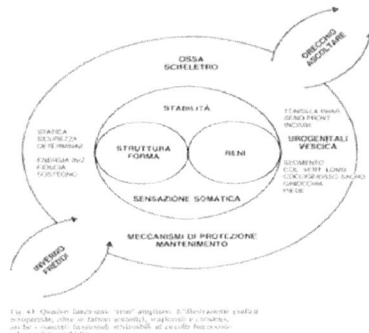

LOGGIA EST: meridiano Jue yin - FEGATO

"Shao yang - VESC. BILIARE

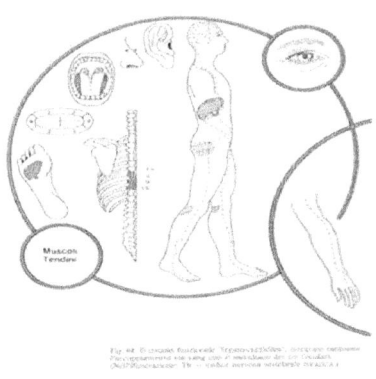 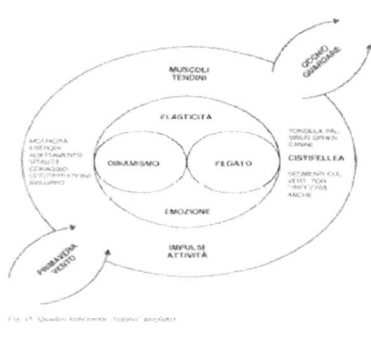

(**Jochen M. Gleditsch**: "Riflessoterapie" – L'interpretazione unitaria di terapie orientali e occidentali – Ed. RED, anno1991)

Dette Logge energetiche ci permettono di visualizzare e sistematizzare i collegamenti energetici esistenti fra i vari organi e apparati. Per cui possiamo aggiungere che l'essere umano, è un sistema energetico organizzato da dei sottoinsiemi tutti collegati tra loro da una logica funzionale, contribuendo a tenere unita la materia (corpo) e l'energia (pensiero emozionale) al fine di un equilibrio psico-fisico e al mantenimento del suo benessere. Quindi, materia ed energia, due facce della stessa medaglia, dove l'esistenza dell'una contribuisce all'esistenza dell'altra. Come già sottolineato precedentemente, la comunicazione intercellulare avviene attraverso informazioni elettromagnetiche di definita frequenza, intensità, durata e forme d'onda, propagandosi alla velocità della luce, e mantenendo uno stato di equilibrio bioelettrico e quindi uno stato di salute. Naturalmente quando i segnali sono alterati o disturbanti si innesca lo stato patologico, in quanto le oscillazioni frequenziali che di solito vanno dall'ordine di 0,5 a 500 Hertz, raggiungono alti livelli da stressare la cellula stessa, cioè si innesca un distress, (quadro clinico che da una fase acuta si evolve verso la cronicizzazione).

Capitolo VI
(energetica dei sistemi viventi e agopuntura)

*"Il clinico deve coltivare la strada del cielo e della terra,
comprendere le dinamiche dello spirito umano
e confrontarsi con le profondità della natura.
Così potrà afferrare il Tao."*

SuWen

L'orientamento che l'Agopuntura tende a presentare con la sua caratteristica clinica, è dovuto al fatto che l'infissione dell'ago definito dal professor Mussat: "*elettrodo transcutaneo con funzioni multiple*", si distingue sia dal semplice stimolo riflessologico e sia dall'orientamento neuro-umorale[42]. Quindi prima di tutti è bene sottolineare che esistono tre tipi di orientamenti all'infissione di un ago.

1) Orientamento Riflessologico
2) Orientamento Neuro-umorale
3) Energetica dei Sistemi Viventi.

Nel primo orientamento **Riflessologico** è facile vedere il rapporto di causa-effetto, sia per il coinvolgimento nervoso e sia per la distribuzione metamerica, in quanto quest'ultima viene a giustificarsi con l'esistenza dell'attivazione di archi riflessi. Però c'è da dire che soltanto per il 30% degli effetti dell'agopuntura possono essere spiegati in base ai circuiti neuro-riflessi specifici, mentre il restante 70% non trova un'esauriente spiegazione in quanto non vi è nessuna affinità tra la localizzazione segmentaria del punto e le aree bersaglio. Infatti

---

[42] Prof. Franco Menichelli: libro I e II. "Energetica dei sistemi viventi e agopuntura."

la tecnica agopunturistica insegna che non si deve mai pungere una terminazione nervosa. È stato dimostrato che la velocità di trasmissione di una scarica indotta nel punto di agopuntura è di circa 50 cm/30 secondi, per cui inferiore ai tempi cronassiali. Il punto di agopuntura è una piccola area di 2-3mm2 e risponde alla trilogia: <u>Pelle-Linfa-Nervo</u> con denominatore elettroionico.

L'ago deve avere delle caratteristiche fisiche di *Bimetallismo* e come lo ha definito il **dr. M. Mussat**[43] è un " *elettrodo transcutaneo con funzioni multiple*".

Per quanto riguarda invece l'orientamento riflessologico i terapisti usano indifferentemente qualsiasi ago metallico con scarsa attività elettrica. Per provocare un riflesso è sufficiente stimolare un punto o meglio una zona dopo l'altra con lo stesso strumento.

L'orientamento **Neuro-umorale:** si avvale di recenti scoperte sui neuro-modulatori dando così un impulso ai sostenitori della Riflessologia (*Sia Lund e coll.*) hanno dimostrato che nel liquor dei soggetti sottoposti ad agopuntura con stimolazione elettrica, aumentano i tassi delle endorfine. Ad esempio *Mayer e coll.* evidenziarono che il Naxolone (antagonista degli oppiacei), bloccava l'analgesia indotta con elettrostimolazione in agopuntura.

Successivamente sono state ripetute altre esperienze analoghe in cui la liberazione di sostanze algogene ad azione *"endorfine like" tipo: le B1, alfa, gamma, y e le encefaliti LEU e Met, come pure la liberazione di ACTH* ci dimostrano la **non** corrispondenza fra la localizzazione segmentaria e quella del punto di agopuntura e la zona dolorifica. Questa ipotesi sostiene che alla stimolazione segmentarla si aggiunge quella sopraseg-mentaria proprio per la presenza delle suddette sostanze. Il confronto con i dati verificati dell'agopuntura spiega parzialmente l'analogia, perché qualsiasi stimolo nocicettivo è in grado di liberare ACTH ed endorfine.

Il terzo elemento da tenere in considerazione è:

l'Energetica dei Sistemi Viventi

---

[43] M.Mussat: *"elettrodo transcutaneo con funzioni multiple"*.

che tiene conto dei fenomeni conosciuti secondo un'ottica diversa, cioè legata a una logica rigorosa, espressa in un linguaggio binario, aprendo nuove vie alla ricerca sperimentale (Fisica quantistica) e a quella fondamentale in Medicina.

Il concetto di Sistema Viventi, di cui l'uomo è una delle manifestazioni, riguarda l'inclusione di tutte le forme di vita conosciute e no. Pertanto l'essere vivente viene implicato in quello di sottosistemi o sottoinsiemi, a sua volta condizionati dall'ambiente esterno dal quale riceve un'infinità di informazioni di varie specie: aria, luce, cibo, emozioni ecc., ma anche segnali non utili, anzi nocivi (tossici).

Questo dualismo del riceve e del dare, far sì che si realizzi il mantenimento del fenomeno vita e fa del Sistema Vivente un Sistema Aperto secondo i dettami della Termodinamica.

È bene sottolineare che l'ambiente esterno non è solo quello più prossimo a noi, cioè la Terra e l'aria, ma anche quello più lontano non terrestre: segnali solari, cosmici ecc. Il punto di osservazione dell'uomo, è sempre la terra pertanto possiamo definire l'osservazione, "sempre geocentrica".

Per comprendere l'uomo e capire il suo sistema informativo esterno dobbiamo tener conto del sistema universo che raggruppa il Sole e gli altri pianeti del sistema solare che formano la nostra galassia (formata da una ventina di galassie). Da diversi studi e da osservazioni scientifiche emerge che la Legge della Natura è la stessa dappertutto e che obbedisce alla stessa legge della Fisica per cui le Leggi che governano l'universo sono le stesse in ogni parte dell'universo.

Il sistema universo è essenzialmente composto da tre concetti basilari:

a) **ENERGIA**: termine applicabile a tutte le forme conosciute (energia radiante – termica – acustica – chimica – potenziale ecc.) e per simmetria anche a quelle non conosciute.

b) **STRUTTURA**: materia che occupa spazio e ha una massa e nella sua organizzazione è una enorme centrale di energia.

Oggi sappiamo che la luce viene attirata dalla materia e che la materia e l'energia possono trasformarsi l'una nell'altra. Infatti si parla di *Scissione nucleare:* nel momento che si verifica una enorme emissione di energia si produce la scomparsa della materia; mentre si parla di *Fissione nucleare* nel processo inverso. I due concetti si sovrappongono per cui la materia è il supporto strutturato dell'energia. Possiamo dire infine che il termine struttura implica tutte le possibili sostanze qualitative (legno – vetro – pietra ecc.).

c) **EVOLUZIONE**: ci permette di osservare tutti gli oggetti dell'universo in continuo movimento, cioè in evoluzione. Per evoluzione s'intende dunque la transizione o il passaggio da uno stato all'altro in un sistema qualunque, però per avere evoluzione occorre energia e per osservare un'evoluzione è necessaria la presenza di un oggetto struttura. Evoluzione è anche il passaggio di un corpo dallo stato liquido allo stato gassoso o da una temperatura all'altra.

La Fisica quantistica e la Medicina aprono nuove prospettive conoscitive sull'Informazione, Energia, Materia, Vibrazione e Campo Elettromagnetico.

È proprio l'informazione che determina come si deve comportare la materia, essa è la matrice che governa l'universo. Le nuove tecnologie e l'esplorazione delle energie nei sistemi biologici hanno fatto passi da gigante alfine di poter registrare e captare le emissioni elettromagnetiche dei tessuti viventi e per produrre emissioni di questo tipo a scopo terapeutico. Ogni essere umano è una totalità interagente con l'ambiente esterno, in quanto è composto a livello profondo della stessa essenza vibrazionale, ossia di Luce e di energia Radiante.

Tutto questo ce lo ricorda lo stesso *Einstein che nel 1905* con la sua teoria della relatività, dimostrando scientificamente che tutto è energia.

Per capire l'essenza dell'uomo bisogna scendere nell'universo subatomico, in quello delle energie sottili, passando dal mondo dei fenomeni macroscopici a quelli microscopici. Dal mondo del visibile a quello dell'invisibile, di cui quest'ultimo è di pertinenza della fisica quantistica.

Pertanto la Fisica Moderna ci dice che nello spettro del reale esiste contemporaneamente: *"informazione, materia ed energia"* tutte collegate a cascata e che la materia non esiste senza l'energia.

La materia è la matrice che governa l'universo in cui è scritto che quegli atomi devono vibrare a quella frequenza e che tutto l'universo è interconnesso da una trama di informazioni che avviene a livello vibrazionale, che modulano gradualmente le funzioni neurofisiologiche. Quando queste funzioni fisiologiche e funzionali sono in armonia per il loro sviluppo ci troviamo in condizioni di benessere, mentre quando le informazioni vibrazionali sono conflittuali e antitetiche a quelle genetiche spingono l'essere umano a generare malessere, disagi e psicopatologie. Possiamo affermare che il campo elettromagnetico è ciò che guida ogni reazione chimica del corpo e dato che l'uomo è costituito di energia, l'energia presiede la materia.

Per ristabilire un riequilibrio energetico ci si avvale di una logica matematica che prende in considerazione la Legge di Fibonacci, dove tutto è governato dalla logica del triangolo, che rappresenta la vita stessa. La vita si basa sul principio architettonico del concetto di "tensegrità" (sistema che acquista robustezza e stabilità dovute alle forze di compressione e trazione), dove il citoscheletro rappresenta l'architettura della vita. Infatti da ciò emerge che la malattia è una perturbazione energetica interna al circuito e quindi una rottura dell'equilibrio elettroionico del sistema vivente. Capire il punto in cui si è innescato il meccanismo, ci porta a identificare quale dei tre punti fondamentali hanno innescato la rottura, visto e considerato che esistono vie di entrata, vie di uscita e via intermedie.

Sulla base di quanto affermato, l'agopuntura si avvale delle conoscenze concernenti i Trigrammi, elementi basilari per capire l'energetica dei sistemi viventi. Questi trigrammi furono elaborati da Fu-Shi, re della Cina che visse intorno all'anno 3000 a.C. Dalle basi trigrammatiche vengono ricavati i cosiddetti **Esa-grammi**, specificatamente elaborati nell'**Oracolo "I-CHING"**[44] i cui nomi sono rimasti unici nella lingua cinese sul piano della divinazione, definito anche libro dei mutamenti o della versatilità. Quasi tutto ciò che nella storia e cultura cinese è stato pensato, è dovuto a idee pensate dai I-CHING. Il Confucianesimo e il Taoismo di Lao Tzu (VI sec. a.C.) hanno qui le loro comuni origini, basandosi relativamente sulla filosofia che regola l'organizzazione sociale con rigide norme di comportamento sia familiare sia sociale, mentre sull'altro ci si basa sull'osservazione della natura e la scoperta della Via (Tao) e il procedere dell'universo. La concezione del Tao rispecchia la natura, il senso dinamico il "senza forma" che produce tutte le forme esistenti per mezzo dell'interagire delle due polarità:

Yang = il Creativo, che simboleggia l'energia del Cosmo
Yin = il Ricettivo, l'energia della Terra.

Dalla loro asimmetria di posizione (il Creativo in alto, il Ricettivo in basso) e dalla loro attrazione reciproca che si origina il Moto/movimento, causa di tutte le trasformazioni e dei "diecimila esseri" che stanno tra Cielo e Terra.

Gli esagrammi (grafici composti da 6 linee parallele) che compongono il Libro delle trasformazioni sono in tutto 64. Ogni esagramma è composto da due degli otto Trigrammi base (grafici composti da tre linee parallele) da cui essi derivano.

Gli esagrammi sono in continua transizione: l'uno si muta nell'altro, le linee intere (-) si protendono verso l'esterno e si spezzano in due, quelle tratteggiate (- -) si protendono verso l'interno e si uniscono.

---

[44] 'Oracolo "I-CHING". Tutto ciò che nella storia e cultura cinese è stato pensato è dovuto ad idee pensate dai I-CHING. Il Confucianesimo e il Taoismo di Lao Tzu (VI sec. A. C.) hanno qui le loro comuni origini.

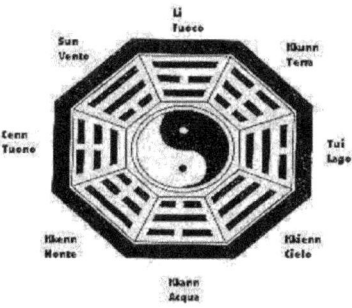

"Se la Positività cresce la Negatività cala, se dilaga il negativo, il positivo si annulla. Un periodo di splendore e un periodo di decadenza, questa la legge del Cielo."

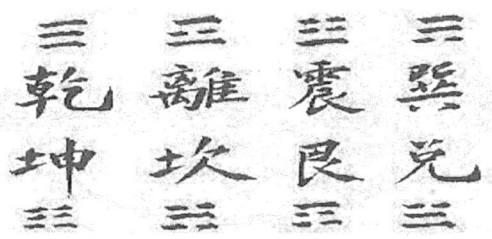

"Tutto fluisce e tutto scorre come questo fiume, senza arresto, giorno e notte". *(Kung Tze)*

L'I-Ching è uno specchio di un evento irripetibile di cui facciamo parte, e sicuramente un mezzo idoneo per lasciar andare la mente senza sorveglianza sui pensieri sia logici sia analogici, come avviene con il procedimento psicanalitico dell'interpretazione dei sogni. Il significato nascosto si rivela all'intuito, in concordanza con le tendenze inconsce di ognuno di noi.

'I-Ching' venne creato in un periodo in cui il rapporto dell'uomo con i livelli più profondi della sua psiche erano molto più forti e chiari, di quanto non lo siano oggi: come una centrale di energia di immagini psichiche, che può agire come un ponte tra il pensiero conscio e quello inconscio.

A una prima lettura il suo modo di esprimersi arcaico e oscuro risulta sconcertante e poco accessibile a una mente moderna occidentale, ma d'altra parte la mentalità occidentale non ha mai tenuto conto dell'assioma della **causalità** fino agli ultimi decenni, nei quali la fisica moderna ha ribaltato la mentalità scientifica.

Come dice **Jung**: "Noi siamo abituati (scientificamente) a separare, pesare, classificare, isolare, ma dimentichiamo che in natura ogni processo subisce delle interferenze parziali o totali da parte del caso. Al contrario la mentalità cinese tiene conto dell'aspetto accidentale degli eventi, quello che noi chiamiamo coincidenza; il ragionamento orientale prende atto del momento, che contiene ogni particolare dell'evento fino al minimo dettaglio". Semplificando, il ragionamento della fisica moderna, ad esempio la struttura di un atomo si basa essenzialmente su ragionamenti statistici e di calcolo delle probabilità. Infatti, a livello atomico, dice **Heisenberg,** la legge di causa ed effetto non vale più perché c'è "l'indeterminazione" quindi il risultato di un evento non regolato dalla legge di causa ed effetto. Nel libro "Il Tao della fisica", l'**Autore Fritjof Capra**[45] un fisico americano che lavora nel campo delle alte energie e che è un fautore delle implicazioni filosofiche della scienza moderna, scrive: "... *L'I CHING rappresenta forse, nel pensiero orientale, l'analogo più stretto della* **matrice S** *(una struttura matematica che descrive le interazioni forti, quindi la velocità delle particelle entranti e uscenti nel processo di* **Scattering**)*, cioè l'insieme di probabilità per tutte le possibili reazioni alle quali prendono parte le particelle"*. In entrambi i sistemi si pongono in rilievo "processi anziché oggetti" proprio perché la teoria della relatività ci fa considerare le particelle in termini di spazio-tempo, cioè come configurazioni quadrimensionali e in termini di probabilità di reazione.

---

[45] Nel libro "Il Tao della fisica", l'autore Fritjof Capra, un fisico americano che lavora nel campo delle alte energie e che un fautore delle implicazioni filosofiche della scienza moderna.

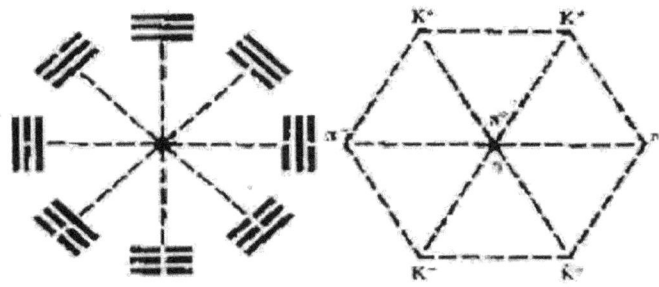

Fritjof Capra (fisico di origine austriaca), dimostra come il comportamento e le configurazioni di particelle subnucleari (adroni) bombardate da un protone in un acceleratore di particelle (o camera a bolle) somigli alla teoria dei Mutamenti degli Esagrammi. Metaforicamente parlando, si potrebbe dire che il pensiero scientifico Occidentale sottopone l'oggetto all'indagine di laboratorio, di tipo lineare e maschile, cioè di causa-effetto nel tempo, (**Yang**); mentre la mentalità orientale, nella quale è più sviluppato l'intuito, la sensibilità e lo spirito di osservazione del "qui e ora", è più vicino al modo di pensare femminile cioè allo Yin.

> **"L'idea trova espressione nell'immagine**
> **L'immagine si rivela attraverso la parola**
> **Le parole servono a chiarire l'immagine**
> **Ottenuta l'immagine si dimenticano le parole**
> **Le immagini servono a contenere l'idea**
> **Ottenuta l'idea si dimenticano le immagini."**

(M. I. Bergeron Wang Bi, pilosophe du non-avoire Parigi 1986)

L'ordinamento dei trigrammi viene espresso con elementi di trasformazione definiti con i nomi di oggetti naturali (Vento, Monte, ecc.) che li rappresentano, e sono stati ordinati da **Fu Hi** e dal **re Wen** secondo due visioni della realtà che costituiscono i principi base dell'I-Ching.

*L'ordinamento di **Fu Hi**, detto* "**ordine astratto**" prende in considerazione le forze primarie che governano la natura e li sistema per opposti su assi simmetrici *(Cielo-Terra, Fuoco-Acqua, Lago-Monte, Tuono-Vento)*. L'ordine astratto prende in considerazione i principi universali e il concetto di base è la polarità (positivo-negativo; creativo-ricettivo): l'universo è costituito da un gioco di forze polari contrapposte che sono anche nell'uomo che ne è parte integrante. Attenzione però: questo concetto di polarità è diametralmente opposto a quello di "duplicità" che permea la mentalità moderna; le forze opposte non si combattono, non si annullano, ma convivono, cooperano e si equilibrano dinamicamente.

L'ordinamento del re Wen[46] *detto* "**ordine temporale**", non è interessato ai principi universali, cosmici, ma allo sviluppo della vita umana che è caratterizzato dal concetto di tempo e ordina le qualità simboleggiate dai trigrammi in senso circolare in modo da riprodurre i processi spazio-temporali (*le stagioni, le direzioni, le fasi della vita, ecc.*) e, mediante tutte le possibili combinazioni di trigrammi (i 64 esagrammi), tutti possibili eventi della vita. I processi vitali si muovono circolarmente alternando periodi di creatività e attività a periodi di ricettività e passività. Nella figura seguente sono mostrati i due ordinamenti: nella circonferenza esterna l'ordine astratto, in quella interna l'ordine temporale. Accanto a ciascun trigramma, oltre al nome vi è anche il simbolo con cui comunemente si indica.

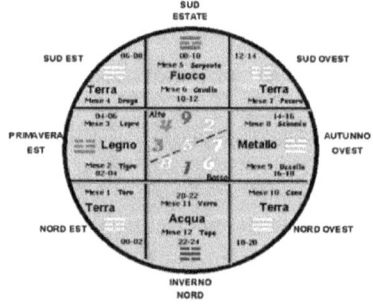

---

[46] Trigrammi, sono stati ordinati da Fu Hi e dal re Wen secondo due visioni della realtà che costituiscono i principi base dell'I Ching. - L'ordinamento *di Fu Hi, detto* "ordine astratto" – *L'ordinamento del re Wen, detto* "ordine temporale".

La combinazione di <u>due trigrammi forma un esagramma</u> che rappresenta uno stato di coscienza analizzabile studiando le relazioni tra i due trigrammi che l'originano. Le combinazioni possibili di trigrammi sono 64 (8x8); accoppiando i trigrammi secondo un modello logico costante i 64 esagrammi possono essere collocati in **8 cosiddette "case",** ciascuna delle quali contiene 8 esagrammi che hanno tra loro una relazione e partecipano a uno stesso processo.

Vedremo anche graficamente come questo modello abbia una coerenza strutturale da cui si deduce che l'I-Ching non è un aggregato casuale di idee o suggerimenti più o meno comprensibili e utilizzabili a soli fini divinatori, ma frutto di un pensiero e di un processo logico che ne fanno un libro di saggezza unitaria.

Capitolo VII
(medicina ayurvedica)

*"Quando è la mente a conoscere, lo chiamiamo sapere.
Quando è il cuore a conoscere, lo chiamiamo amore.
E quando è l'essere a conoscere, la chiamiamo meditazione."*

Osho Rajeneesh

L'Ayurvedica è un sistema medico tradizionale dell'India di circa 5000 anni fa, in cui i grandi Rishi, veggenti dell'antichità esaminarono i principi dell'esistenza tramandata di generazione in generazione con la trasmissione orale. Alcuni trattati risalgono più o meno al 1000 a.C. e il più noto è **il Charaka Samhita**[47] - incentrato sulla medicina interna. Infatti è il sistema di medicina naturale più antico sviluppato dall'uomo e viene definito con il termine "Ayurveda", in quanto sta a significare, la conoscenza della vita o scienza del vivere, parola composta da: Ayus (Vita) e **Veda** (Conoscenza o Scienza).

Nel Charaka Samhita, uno dei testi fondamentali dell'Ayurveda, troviamo scritto: *"Si definisce Ayurveda la scienza che descrive gli stati della vita vantaggiosi e quelli sfavorevoli, insieme a ciò che è buono e ciò che è nocivo per la vita, che tratta della lunghezza della vita e della vita stessa." (Charaka Samhita I, 41)*.

Pertanto la salute non è solo assenza di malattia ma uno stato

---

[47] Alcuni trattati risalgono più o meno al 1000 a.C. ed il più noto è il Charaka Sambita, incentrato sulla medicina interna. *(Charaka Samhita I, 41)*. Questa filosofia si fonda su quella Samkhya, raggruppando i sei sistemi della filosofia indiana: Nyaya - Scuola della logica. Vaisheshika - Scuola dell'atomismo. Samkhya - Scuola dei principi cosmici. Yoga - Scuola dello Yoga. Karma Mimamsa - Scuola dei rituali. Vedanta - Scuola teologica o metafisica.

continuo di benessere psichico-fisico-mentale in armonia con tutte le creature del mondo, con amici e familiari, con la cultura e l'ambiente in cui viviamo, con i propri ideali e con la spiritualità.

L'Ayurveda è una scienza della vita e i suoi principi filosofici originano da una visione cosmologica, cioè da come il processo di creazione sia stato intuito dalla filosofia indiana e quindi vedica. Questa filosofia si fonda su quella Samkhya, raggruppando i sei sistemi della filosofia indiana:

- **Nyaya** - Scuola della logica,
- **Vaisheshika -** Scuola dell'atomismo,
- **Samkhya** - Scuola dei principi cosmici,
- **Yoga** - Scuola dello Yoga,
- **Karma Mimamsa -** Scuola dei rituali,
- **Vedanta** - Scuola teologica o metafisica).

Al giorno d'oggi molti medici ayurvedici usano l'Astanga Hrdayam, una raccolta più sintetica scritta oltre mille anni fa e basata su testi ancora più antichi. Questi insegnamenti furono tramandati per iscritto sotto forma di Sutra, brevi versetti in sanscrito contenenti l'essenza di un argomento che fungevano da prontuario per gli studenti.

Nessuna filosofia ha avuto maggiore influenza sull'Ayurveda della creazione o manifestazione del Samkhya. Secondo il Samkhya, alle spalle della creazione c'è uno stato di pura esistenza o consapevolezza che trascende il tempo e lo spazio., non ha, né inizio né fine, e non possiede qualità. All'interno della pura esistenza nasce il desiderio di vivere se stessa e che si traduce in uno squilibrio, causando quindi la manifestazione dell'energia fisica primordiale.

Tale energia fisica primordiale è la forza creatrice dell'azione che si manifesta appunto in qualità materiale, in quanto l'energia prende forma contenente in sé l'altro aspetto energetico materiale. Pertanto l'energia primordiale e tutto quel che ne deriva non può sussistere se non nella pura esistenza o consapevolezza. Questa consapevolezza è essenziale per la filosofia Ayurvedica e per conservare la salute degli esseri umani. In sintesi possiamo dire che:

Dalla pura consapevolezza nasce *l'energia fisica primordiale* a sua volta nasce la <u>Coscienza Cosmica (o intelligenza universale)</u> e subito dopo nasce la <u>Saggezza Interiore (intelligenza individuale)</u>, cioè, chiamata: Ahamkara (il senso dell'Io), che è quella parte di me che sa quali parti della creazione universale sono me, quella parte di individualità che non viene assorbita dalle esigenze della vita quotidiana. È la mia vibrazione unica in sintonia con tutte le parti fisiche del me.

Dall'Ahamkara nasce una duplice creazione:

Sattva: <u>*mondo* **soggettivo**, *capace di percepire e manipolare la materia*.</u>

È quel mondo che comprende il <u>*corpo sottile*</u> rappresentato dalla mente e dalla capacità degli organi dei *5 sensi* di: udire, sentire, assaporare, odorare, e dai *5 organi* dell'azione di: parlare, afferrare, muoversi, procreare, evacuare.

Tamas: <u>*mondo* **oggettivo**, *dei cinque elementi densi: (etere –aria – fuoco – acqua – terra)*</u> dai quali deriva tutta la materia del mondo fisico.

Rajas: *è la forza o* l'energia del movimento che riunisce sia il mondo soggettivo sia quello oggettivo.

Il corpo fisico contiene i cinque organi sensoriali e i cinque organi motori, e ciascuno di loro ha una controparte nel corpo sottile. Ognuno di questi dieci organi e le 5 modalità di stimoli che corrispondono ai cinque elementi sottili, sono affini a uno dei cinque elementi densi.

Ad esempio:

- <u>L'elemento Denso ETERE</u> è connesso con l'elemento Sottile UDITO, con l'organo sensoriale ORECCHIE e l'organo motore CORDE VOCALI da cui si lega la funzione PARLARE.
- <u>L'elemento Denso ARIA</u> è connesso con l'elemento Sottile TATTO, con l'organo sensoriale PELLE e l'organo motore MANI da cui si rileva la funzione AFFERRARE.
- L'elemento <u>Denso FUOCO</u> è connesso con l'elemento Sottile VISTA, con l'organo sensoriale OCCHI e l'organo motore

PIEDI da cui si diparte la funzione MUOVERSI.
- L'elemento Denso ACQUA è connesso con l'elemento Sottile GUSTO, con l'organo sensoriale LINGUA e l'organo motore GENITALI da cui avviene la funzione PROCREARE.
- L'elemento Senso TERRA è connesso con l'elemento Sottile OLFATTO, con l'organo sensoriale NASO e l'organo motore ANO da cui avviene la funzione EVACUARE.

Secondo la medicina ayurvedica possiamo dire che da un punto di vista biologico i rapporti degli elementi nella vita concreta sono così definiti:

- nella membrana cellulare sono presenti tutti gli elementi, ma l'elemento *terra* è predominante, poiché fornisce la struttura della cellula stessa (è solida, è pesante, dura, ha un impercettibile movimento in basso);
- l'elemento *acqua predomina* nel citoplasma (liquido della cellula, è limpida e fresca, scorre in basso non possiede una forma propria):
- i processi del metabolismo che regolano le cellule sono governati principalmente dall'elemento *fuoco* (ha il potere di trasformare e cambiare, qualità di calore, asciuttezza movimento ascendente);
- i gas delle cellule sono a predominanza dell'elemento *aria* (qualità aeree, è leggero, chiaro, asciutto e dispersivo);
- lo spazio che le cellule occupano è rappresentato dall'elemento *etere* (equiparato alle dimensioni o allo spazio).

Questi cinque grandi elementi densi sono definiti in *5 stati*, qualità di energia o materia, essi sono ovunque e coesistono in tutte le cose, in una infinità di proporzioni e varietà. Inoltre il cambiamento di un elemento provoca ripercussioni sugli altri.

La filosofia Samkhya detta della "creazione dei principi cosmici", viene descritta in fasi per agire nel presente, senza passato e senza futuro.

Il Charaka Samhita rammenta che tutto quello che noi viviamo passa attraverso le dieci coppie di qualità fondamentali e ognuno di queste coppie presentano gli estremi di una sequela di opposti e la relazione tra coppie di qualità è alla base di due regole fondamentali della Ayurveda, perché ogni simile aumenta il proprio simile e una qualità viene ridotta dalla qualità opposta.

Pertanto una qualità può avere un effetto diverso su due sostanze. Ad esempio il calore apporta una qualità secca al pane e una liquida al burro. Oppure prendendo in esempio l'altro aspetto estremo della coppia, cioè il "freddo", sappiamo che il cibo nel frigorifero diventa freddo, se messo nel freezer diventa ancora più freddo. In base a questo concetto il testo tradizionale del Chraka Samhita elenca venti qualità organizzate dalle dieci coppie.

I veggenti dell'epoca percepirono il mondo in base ai cinque grandi elementi e nel semplificare un sistema terapeutico stabilirono una forma semplificata delle tre energie vitali chiamate **DOSHA**.

I Dosha e le relative parti del corpo
Ogni parte del nostro corpo subisce l'influenza di uno dei tre dosha

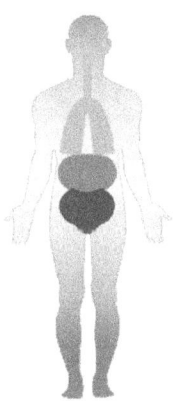

KAPHA	PITTA	VATA
Seni paranasali	Fegato	Intestino tenue
Narici	Milza	Intestino crasso
Gola	Cistifellea	
Bronchi	Stomaco	
Polmoni	Duodeno	
	Pancreas	

Ogni dosha rappresenta la combinazione di due elementi:

VATA: combinazione di elementi aria/etere
PITTA: combinazione di elementi fuoco/acqua
KAPHA: combinazione di elementi acqua/terra

Queste tre energie vitali hanno funzioni specifiche nell'organismo che però non vengono svolte isolatamente. Il benessere vero e proprio si raggiunge quando essi (dosha) lavorano insieme e in armonia.

Secondo la filosofia Samkhya, tutta la materia, compreso il nostro corpo, è costituita dai 5 grandi elementi, e ciascuno di noi riflette tutti gli aspetti del creato, alla stregua di un _ologramma_ in cui ogni parte è contenuta nel tutto. Nell'infinitamente piccolo è riprodotta l'immagine del più grande, come nell'universo macroscopico alberga il microcosmo dell'essere umano.

In un corpo sano, i dosha sono in equilibrio e collaborano tra loro per produrre tessuti forti e sani con buone capacità digestive, di assimilazione ed eliminazione, per cui è bene prendere in considerazione due aspetti fondamentali che sono l'unicità del soggetto e la costituzione individuale.

Esaminando le varie funzioni dei tre dosha (**VPK**) in armonia ci permette di comprendere e riconoscere il ruolo che hanno nell'ambito della salute, mentre se le condizioni sono in disequilibrio, avremo tutta una serie di patologie specifiche inerenti agli eccessi o i difetti dei rispettivi dosha. È necessario prendere in considerazione la qualità tenendo presente vari fattori e relazionandosi in un contesto spirituale, mentale, corporeo e ambientale.

Ogni dosha è associato a determinate parti del corpo dove la sua forza tende a predominare. La _zona principale_, detta anche sede dei dosha risiede nel tratto gastrointestinale, così suddivisa:

- KAPHA è rappresentata dallo stomaco e i polmoni
- PITTA dallo stomaco e intestino tenue
- VATA dal colon

A queste sedi principali vanno aggiunte delle _sedi accessorie_ in cui vengono espletate le funzioni relative di ogni dosha.

Vata = la cavità pelvica – cosce – ossa – orecchie – pelle – sist. nervoso – udito.

Kapha = mucose – plasma e linfa – citoplasma – sost. bianca cervello – articolazioni (membr. e fluido sinov.) – grasso sott. – bocca – naso – muco e saliva.
Pitta =fegato – milza – cistifellea – sangue – sudore – occhi – gh. endocrine – pituitaria.

L'ayurveda, insegna ad apprendere un antico metodo per conoscere se stessi e perché ci si ammala, oltre a cambiare la propria vita, apprezzando i piaceri della vita stessa.

Infatti, dalla saggezza ayurvedica ciascuno di noi può trarne vantaggio ovunque si trovi, perché non è legata a un'epoca o a un luogo specifico, in quanto essa è rappresentata da una "scienza della vita" concentrata sulle energie sottili che inondano tutte le cose di natura organica e inorganica, compresi i nostri pensieri.

Capitolo VIII
(omeopatia, omotossicologia, fitoterapia)

*"Per curare un individuo ammalato bisogna
provocare in lui, attraverso precise e specifiche sostanze,
una malattia simile a quella che egli sta vivendo."*

Saggio su un Nuovo Principio Hahnemann

*"Ciò che dell'Uomo appare esternamente è solo
espressione esteriore di qualcosa di interiore."*

Kent

Se dobbiamo tradurre letteralmente i termini sopraelencati, possiamo dire che tutti e tre, hanno in comune finalità terapeutiche per il ripristino della malattia come alterazione dell'equilibrio dell'organismo. L'approccio terapeutico può sembrare diverso ma tutti e tre tendono a utilizzare strategie facendole rientrare nell'ambito della medicina complementare, in quanto tendono a comprendere la complessità dell'organismo umano, finalizzata a una visione olistica. Partendo dalla domanda più semplice e pertinente che si usa nella medicina Allopatica in risposta alla malattia, si avrà che "la malattia è l'alterazione dello Stato di Benessere", mentre la Fitoterapia è quella che si avvicina di più alla medicina occidentale, cioè Allopatica, quest'ultima è indispensabile per curare patologie acute e in pericolo di vita, però dobbiamo tener conto anche dei limiti legati all'elevata incidenza di effetti collaterali e alla creazione di patologie croniche come i meccanismi di bio-feedback. Quindi possiamo dire che l'Allopatia usa farmaci di blocco di reazioni enzimatiche, tipo antiinfiammatori – antibatterici – ecc.

L'OMEOPATIA invece usa la sua strategia sulla "Similia similibus curentur": una patologia curata da una sostanza che è in grado di indurre, in un soggetto "sano e sensibile", una patologia sovrapponibile a quella da curare. Per cui guarire e curare le sue malattie croniche, ma soprattutto evitare che una patologia si cronicizzi. Quindi tende a eliminare tutte le debolezze di Terreno o di Costituzione che possano disequilibrare il sistema immunobiochimico inducendo il percorso fisiopatologico che porta all'epifenomeno della malattia, ed ha il grande merito di essere una Medicina di Terreno, efficace nell'indurre processi di guarigione, soprattutto nelle malattie acute e nel trattare tutte le debolezze che in condizioni simili possano portare il ripetersi di patologie sovrapponibili.

Christian Friedrich Samuel Hahnemann[48] (1755-1843), medico sassone, considerato il padre della medicina alternativa, cioè l'Omeopatia, ebbe un ruolo determinante circa 200 anni fa, quando si accingeva a tradurre un'opera medica dall'inglese al tedesco. Egli riscontrò che la corteccia di china aveva la capacità di guarire la febbre malarica eccitando l'attività gastrica. L'intuizione straordinaria fu però quella di aver osservato che i lavoratori della corteccia di china accusavano dei disturbi simili ai sintomi della febbre malarica. Da tutto ciò fece un esperimento su se stesso, somministrandosi per due volte al giorno circa 25 gr di polvere di china, scatenando in sé tutti i sintomi della febbre malarica e dove la sua sospensione diede l'effetto della remissione dei sintomi. In seguito Hahnemann provò su di sé altre sostanze che poi gli diedero lo spunto per attuare un metodo sperimentale che chiamò: "Sperimentazione farmacologica omeopatica o patogenesia".

Infatti, l'uso di questi rimedi sperimentati che iniziò a utilizzare sui malati come farmaci, diede avvio al principio della "Similitudine" in Omeopatia che fino a tutt'oggi non è cambiato.

Naturalmente mano a mano si applicarono principi di diluizione

---

[48] C.F.S. Hahnemann 1755-1843, fondatore dell'omeopatia Similitudine e Dosi infinitesimali.

infinitesimali in quanto permetteva l'attenuazione della sostanza tossica. La diluizione però non è il solo elemento saliente e caratteristico del farmaco omeopatico, bensì la somiglianza speculare tra il quadro farmacologico del rimedio (A) e lo stato patologico (B) presente nel paziente., cioè la tossina che provoca la malattia ha una somiglianza speculare nei confronti della sostanza omeopatica. Dopo anni di sperimentazione pubblicò nella rivista specialistica di allora "Hufeland Juornal" la sua famosa opera intitolata: "Prove sul nuovo principio per la ricerca di virtù terapeutiche delle sostanze medicinali, con particolare attenzione a quelle finora utilizzate"

Questo suo lavoro geniale e metodico fu sostenuto da molti suoi seguaci, che gli permisero di insegnare per dieci anni all'Università di Lipsia, infine trascorse gli ultimi anni della sua vita, a Parigi esercitando la sua professione fino alla sua morte. L'unica critica più agguerrita fu relativa all'uso delle diluizioni spinte fino all'infinitesimale, e al fatto che la diluizione superiore alla 12° di Avogardo, riscontrava l'assoluta scomparsa del rimedio diluito.

Il dr. Samuell Hahnemann, suddivise la terapia omeopatica in quattro momenti fondamentali:

1. Studio del paziente
2. Ricerca del Rimedio.
3. Scelta della diluizione-dinamizzazione.
4. Assunzione del rimedio

La cosa più importante da ricordare è che l'omeopatia può curare sia malattie organiche e sia funzionali, nelle forme acute e croniche, ed è molto valida anche nella prevenzione in quanto tiene in conto la particolarità dell'individuo, della sua costituzione e del terreno in cui possa sviluppare la malattia. Infine, va rammentato che la sua particolarità alla preparazione del rimedio, lo rende privo di qualsiasi tossicità, per questo è di grande aiuto in tutte quelle forme di patologie croniche che richiedono tempi lunghi di terapia, in gravidanza dove gli effetti collaterali sono assenti. Per quanto riguarda l'Omotossicologia, essa s'interessa dello studio sulle tossicità dell'uomo al fine di neutralizzarle ed espellerle, ovvero sarebbe l'espressione della lotta che l'organismo compie per compensare i danni provocati irreversibilmente dalle tossine.

L'obiettivo della terapia è dato da una reazione dell'organismo ai danni indotti da un agente etiologico, sia Endogeno (batteri, virus, tossine alimentari, fattori di inquinamento ambientale, ecc.) oppure Esogeno (prodotti intermedi dei diversi metabolismi, cataboliti finali, ecc.) nel tentativo di eliminarlo, in altre parole fa riferimento all'eziofisio-patogenesi.

Per cui risulta fondamentale, avere una conoscenza sull'uso di queste medicine in una strategia terapeutica globale che possa salvare il paziente dal danno che potrebbe alterare i suoi sistemi omeostatici fino all'exitus. Se la patologia cronica ha creato dei danni notevoli, è fondamentale attuare una terapia sostitutiva con farmaci allopatici.

"Un giorno costruirò un ponte tra l'Omeopatia e l'Allopatia": disse **Hans Heinrich Reckeweg**[49] un giovane medico tedesco che nel 1952, dette avvio alla nascita dell'**Omotossicologia, detta anche omeopatia antiomotossica, integrando in un'unica visione i principi di S. Hahnemann.**

Il contributo di Reckeweg ha incrementato l'evoluzione del pensiero medico omeopatico in quanto si è impegnato nella ricerca per fornire una **base scientifica** e **sperimentale** ai fondamenti dell'omeopatica.

Reckeweg con l'introduzione della "Tavola delle Omotossicosi", quadro sinottico delle patologie, in cui ogni alterazione di organi o sistemi è messa in correlazione con quella che in Omeopatia viene chiamata la "forza vitale" del paziente, mentre Reckeweg l'ha identificata con il "potenziale reattivo" del soggetto.

L'omotossicologia ha consentito l'avviamento di un filone di ricerca, con riferimento alla Biochimica, all'Immunologia e alla Biologia Molecolare, sostenendo il confronto come Medicina basata sull'evidenza scientifica. Tuttavia questi filoni di ricerca volti alla validazione scientifica dei principi fondatori dell'Omeopatia,

---

[49] Hans Heinrich Reckeweg, medico tedesco.

Similitudine e Dosi infinitesimali, con fatica hanno trovato il suffragio sperimentale cercato.

H. H. Reckeweg chiama il "Sistema della Grande Difesa", quel sistema difensivo autologo che l'organismo manifesta in seguito ad aggressione e che viene descritto in quadri clinici differenti, classificati in sei fasi. Infatti, questi quadri vengono specificati nella "<u>Tavola delle Omotossicosi</u>" in cui diverse patologie vanno a rappresentare i vari gradi di reattività, in cui l'organismo cerca di mantenere o ripristinare la sua omeostasi.

Si distinguono:

- due fasi Umorali (Escrezione+Reazione)
- due sostanze Fondamentali (Deposito+Impregnazione)
- due fasi Cellulari (Degenerazione+Differenzazione)

H.H. Reckeweg descrisse il fenomeno della cosiddetta "vicariazione", cioè lo spostamento della malattia da un tessuto all'altro, da un organo all'altro. La vicariazione può avere una prognosi positiva (in questo caso è detta "regressiva" e corrisponde al processo di guarigione naturale) o, viceversa, negativa (in questo caso è detta "progressiva" e coincide, per esempio, con il processo di cronicizzazione).

Pertanto la disintossicazione dell'organismo attraverso la terapia omotossicologia si prefigge di riparare i danni causati dalle tossine attraverso i farmaci omotossicologici, cioè quelle sostanze chimiche in diluizione omeopatica opportunamente dosate, onde poter innescare l'effetto dell'inversione alle reazioni enzimatiche, attivando così il sistema immunitario, che induce a sua volta sistemi difensivi ancora in riserva.

Inoltre, H.H. Reckeweg, ha introdotto, oltre ai rimedi omeopatici classici, quelli di origine vegetale, minerale, animale e una nuova serie:

- <u>i catalizzatori intermedi</u>: cinoni omeopatizzati e ciclo di Krebs;
- <u>i nosodi</u>: preparati di materiale patologico (culture microbiche

dinamizzate e sterilizzate, inattivi, diluiti);
- <u>organi terapici Suis:</u> organi omeopatizzati di origine suina;
- <u>allopatici omeopatizzati</u>: farmaci sul principio isopatico omeopatizzato che ha indotto il danno terapeutico (antidoto al danno jatrogeno stesso).

Capitolo IX
(medicina ambientale)

"Io sono io e tutto ciò che mi circonda e se non preservo quest'ultimo non preservo me stesso."

Josè Ortega y Gasset

*"Quando avrete inquinato l'ultimo fiume,
catturato l'ultimo pesce, tagliato l'ultimo albero,
capirete solo allora, che non potrete mangiare
il vostro denaro."*

Toro Seduto (Tatanka Yotanka)

AMBIENTE

La parola deriva dal latino **"ambiens"**, <u>participio presente del verbo ambire,</u> circondare, andare attorno. Ambiente indica lo spazio in cui è collocata una cosa o in cui vive una persona o un animale.

La Medicina Ambientale è quella branca della Medicina che si occupa degli effetti nocivi sull'uomo derivanti dalle modificazioni antropogeniche dell'ambiente e che si verificano attraverso veicoli quali: l'acqua, il terreno, l'aria, il suono, le radiazioni ionizzanti ecc.

Con l'enorme mole di dati scientifici abbiamo sempre più a disposizione, e con maggiore evidenza, moltissime patologie (soprattutto le patologie croniche e i disturbi funzionali) strettamente correlate a "carichi" di tipo ambientale (pesticidi, insetticidi, erbicidi, metalli pesanti, plastiche, ftalati, formaldeide, elettrosmog, muffe, OGM, nano particelle, ecc.).

Inoltre possiamo dire che le prevenzioni, le diagnosi e i trattamenti delle patologie, possono essere messi in correlazione con "fattori Ambientali" ed effetti tossici sull'uomo, derivante dalle modificazioni antropogeniche dell'ambiente. Dette modifiche comprendono ambiti relativi all'igiene ambientale, all'epidemiologia e alla prevenzione inerente all'igiene dell'acqua, del suolo, dell'aria, degli alimenti, oggetti di uso quotidiano, igiene dei materiali da costruzione compreso l'impatto determinato dal rumore e dalle radiazioni ionizzanti.

Pertanto l'indirizzo clinico comprende il trattamento di pazienti affetti da quelle patologie che mettono in evidenza alterazioni strettamente connesse con l'ambiente e che tramite accertamenti clinici, strumentali e/o di laboratorio, possono essere evidenziati e trattati con terapie adeguate.

Quindi i fattori causali che condizionano soprattutto la nostra Salute, possono essere rapportati a elementi così di seguito elencati:

1) **Insetticidi**, pesticidi, coloranti, conservanti, vernici, solventi, formaldeide.
2) **Metalli pesanti** (mercurio – piombo – cadmio – alluminio – nichel ecc.)
3) **Elettrosmog** cioè elettromagnetico generato da campi a <u>bassa frequenza da 0Hz/10Hz,</u> mentre ad <u>alta frequenza da 10Hz /300GHz</u>; questi ultimi riguardano impianti Radio, TV, Telefonia cellulare, satellitari, Wireless. Mentre quelli più bassi dovuti a elettrodotti: centrali energia elettrica, antenne, tralicci si trasmissione, elettrodomestici.
4) **Nanoparticelle** diametro fra 2 e 200nm, (inceneritori – ossido carbonio – cementifici – polveri organiche e inorganiche tossiche).
5) **Muffe**: funghi microscopici pluricellulari, capaci di ricoprire molteplici superfici, sia di materia vegetale e animale.
6) **OGM**: (organismi dal cui genoma sono stati tolti dei geni),

7) **Predisposizione genetica** (suscettibilità)
8) **Vulnerabilità.**

Ciò che in maniera più rilevante ha modificato la nostra vita negli ultimi cinquanta anni è stato l'avvento degli antibiotici (con conseguente notevole riduzione della mortalità per infezioni da microrganismi). Inoltre, anche l'impatto determinato dalla produzione di una miriade di sostanze chimiche, riversate nell'ambiente in migliaia di tonnellate.

Il ruolo dell'ambiente nel determinismo delle patologie umane è sempre stato molto rilevante. Negli ultimi 30-40 anni sono cresciuti in modo esponenziale la produzione e il conseguente accumulo nell'ambiente di sostanze chimico-tossiche con successive manifestazioni morbose da affrontare sempre di più, in relazione all'inquinamento ambientale inteso in senso lato. Pertanto stiamo assistendo alla nascita e al diffondersi di patologie che fino ad alcuni anni fa erano addirittura sconosciute.

L'attuale medicina, basata su modelli statistici, tende a giudicare la salute e la malattia in termini numerici, dimenticando il problema dell'individualità; mentre è importante stabilire l'adattamento dinamico e progressivo fra l'uomo e l'ambiente, in quanto il valore chimico o morfologico possa discostarsi dal suo indice ideale nella popolazione generale.

Tutti gli organismi viventi sono esposti a moltissime influenze e a carichi di tutti i tipi (fisici, chimici e biologici) per cui le strutture e le funzioni si modificano incessantemente durante il percorso di vita, dove la caratteristica peculiare degli esseri viventi è proprio la capacità di adattamento all'ambiente esterno. Ciò si realizza grazie a sistemi di controllo per raggiungere un equilibrio di omeostasi.

È noto che i ritmi stressanti della società moderna e l'inquinamento ambientale producono malesseri, invecchiamento precoce e anche patologie croniche, talvolta gravi. Pochi si rendono conto che negli ultimi cento anni l'uomo ha modificato completamente l'ambiente contaminando l'aria, il suolo e l'acqua con sostanze chimiche di sintesi, e fonti elettromagnetiche. Il sistema Terra non riesce più a smaltire queste sostanze e gli esseri viventi vengono continuamente a contatto con esse, assimilandole. Si calcola che ognuno di noi s'imbatte in almeno 500 sostanze sintetiche ogni giorno. Il corpo umano non ha fatto in tempo, in soli 100 anni, a evolversi per vivere bene in questo nuovo ambiente e produce malattie. Viviamo in un ambiente di tipo stressogeno, cioè bombardati da agenti di tipo *fisico, chimico, biologico e ambientale*.

Quelli fisici sono: le GEOPATIE: corsi d'acqua, falde acquifere, campi magnetici, radiazioni, radon. Radioattività, cavi d'alta tensione, cellulari, TV, computer (elettrosmog)

Quelli **chimici** sono: i FARMACI: antibiotici, fans, cortisone, analgesici, anestetici, vaccini. L'ALIMENTAZIONE: coloranti, conservanti, additivi, zucchero raffinato, farmaci.

*Quelli **biologici** sono*: le INFEZIONI: virus, batteri, miceti, focalità.

***Altri fattori** tra cui lo* STRESS: rumore, conflitti lavorativi, sociali, familiari, l'AMBIENTE: gas, vernici, smog, deodoranti, formaldeide, materiali per il legno, colori, IGIENE di VITA: fumo, caffè, tè, alcolici, droghe, doping. Scarsa idratazione, sedentarietà.

L'opinione pubblica ha recentemente concentrato la sua attenzione su questo tema a causa delle campagne di sensibilizzazione promosse da comitato di cittadini, associazioni, partiti, movimenti ambientalisti, che hanno espresso preoccupazione per la salute dei cittadini. L'esistenza di un rischio rilevante per la salute è a tutt'oggi complessa e controversa, vista anche la dimensione e la durata.

Alcuni studi epidemiologici:

- La **IARC,** Agenzia Internazionale per la Ricerca sul Cancro, parte dell'Organizzazione mondiale della sanità delle Nazioni Unite li inserisce nella classe 2B, classe cancerogena possibile per l'uomo.
- Internazional Commission for Electromagnetic Safety (**Icems**); sottolinea, nel 2012, gli aumenti di alcune incidenze tumorali, mentre per altri la questione tumorale viene considerata il frutto di un allarmismo ingiustificato, mentre gli

evidenti effetti biologici non oncologici sono universalmente riconosciuti.

In vicinanza di corpi carichi elettricamente si forma un campo elettrico che descrive la regione d'influenza del corpo carico. Nelle vicinanze di <u>Corpi in moto elettricamente</u> carichi di corrente elettrica, si forma un <u>Campo magnetico</u> che rappresenta la sfera di Influenza di questa corrente. Infatti il *campo comporta una proprietà presente nello spazio e indipendente dalla materia.*

Possiamo sottolineare che esistono *tossicità dovuti a sostanze materiali e non materiali.* Alle prime appartengono: lo smog, il cibo inquinato, i metalli pesanti, i microrganismi patogeni ecc., mentre per quanto riguarda i non *<u>materiali</u>*, abbiamo tutto ciò che riguarda i ritmi alterati che generano conflitti etici e morali. *Ad esempio,* non essere accettati, non sentirsi amati, ritenersi inadeguati, giudicati, sono tutti fattori che producono alterazioni profonde nel meridiano cuore-rene.

Pertanto il messaggio che cerco di inviare è di prendere coscienza, che il benessere è una scelta interiore, e che bisogna salvaguardarsi da atteggiamenti che vanno a intaccare quelle abitudini di vita vissute in ambienti malsani ed ecologicamente non idonei. Esistono numerosissimi lavori che dimostrano senza alcun dubbio come i tossici ambientali stiano minando la nostra salute e sono alla base *dell'aumento delle malattie cronico-degenerative e autoimmuni,* che peraltro nessuna informazione efficiente è stata in grado di dare *voce ufficiale e* valida a sostenere questa evidentissima ma scomoda ipotesi.

Certi fenomeni naturali come le eruzioni vulcaniche, gli incendi boschivi e le maree contribuiscono alla ciclizzazione naturale dei metalli, anche l'uomo gioca un ruolo altrettanto importante e a volte maggiore di quello della natura, alterando il ritmo di rilascio e di trasporto dei metalli pesanti nell'ambiente. Infatti, egli (l'uomo) è riuscito ad aumentare di alcuni ordini di grandezza le suddette emissioni.

I metalli pesanti (in particolare il piombo) sono estremamente tossici per l'ambiente poiché tendono ad *accumularsi biologicamente* e a dare fenomeni di *biomagnificazione*, cioè a un processo di amplificazione e accumulo di sostanze tossiche negli esseri viventi. Detti metalli, dal suolo sono trasmessi alle piante e agli animali e quindi agli alimenti fino all'ingestione nell'uomo. *Metalli tossici*, per definizione, sono considerati metalli pesanti, cioè quei metalli con numero atomico superiore a quello del ferro (55).

Molti risultati scientifici, considerano metalli pesanti i seguenti elementi:

* alluminio, ferro, argento, bario, berillio, cadmio, cobalto, cromo, manganese, mercurio, molibdeno, nichel, piombo, rame, stagno, titanio, tallio, vanadio, zinco.

Altri simili a quelli pesanti, sono i metalloidi, quali:
* l'Arsenico, il Bismuto e il Selenio.

All'interno dei metalli pesanti si distinguono i **metalli essenziali**: *ferro, cobalto, cromo, rame, manganese, molibdeno, selenio, zinco*.

I metalli ritenuti prevalentemente **tossici sono**: *alluminio, arsenico, berillio, cadmio, mercurio, nichel e piombo*.

Mentre: *Cu, Fe, Mn, Ni, Zn, Se, Cr, Co sono elementi indispensabili*.

La medicina allopatica da secoli descrive e tratta intossicazioni acute da metalli (l'esempio più noto è l'intossicazione da piombo, della quale si parlava già ai tempi degli antichi Romani), senza rendersi conto invece dei danni causati da un accumulo lieve ma cronico e costante. Nelle ossa, ma soprattutto nei denti meno porosi delle ossa, di persone morte negli ultimi cinquanta anni il livello di piombo, rispetto a quello contenuto negli scheletri di persone morte nell'era preindustriale, è superiore di 500 volte.

Se si prelevasse un'otturazione a base di amalgama e la si gettasse in un lago, vi sarebbe, per eccesso di mercurio, un divieto di pesca, di nuoto e immersione in base alla legislazione di molti Stati.

Qualche anno fa, **il Lancet**, una delle riviste più autorevoli in campo medico-scientifico, ha pubblicato uno studio che dimostrava una correlazione tra il morbo di Alzheimer e un accumulo di alluminio nell'organismo. Altri studi invece dimostrano un collegamento tra la Sclerosi Multipla, l'Autismo e la presenza di mercurio, altri il nesso tra cadmio, piombo e SLA, infine anche altri Autori hanno collegato l'effetto nocivo dei metalli pesanti sul Sistema Immunitario. I dati del 2014 riportano un'incidenza di autismo di 1:88 contro 1:10.000 di cinquanta anni fa.

Le cellule del cervello godono di una particolare protezione, la barriera emato-encefalica, che trattiene molti veleni e sostanze nocive; la protezione non è però assoluta, ad esempio le molecole di mercurio riescono ad attraversare la barriera: l'antica espressione popolare inglese "mad as a hatter" (cappellaio matto) deriva dal fatto che secoli fa chi confezionava i cappelli veniva a contatto con notevoli quantità di mercurio e spesso dava segni di squilibrio mentale.

Vi sono poi delle sostanze che indeboliscono e rendono la barriera più facilmente attraversabile, come ad esempio l'acido citrico di cui sono ad esempio ricche le bibite come la Coca-Cola e la Fanta, per di più contenute in lattine d'alluminio che viene sciolto dall'acido.

Uno dei molteplici problemi legati alla nostra società "moderna" e tecnologicamente evoluta è il fatto che il nostro ambiente è impregnato di metalli tossici tra cui arsenico, piombo, nickel, alluminio, mercurio, cadmio e altri. Essi si trovano ovunque: gas di scarico, scarichi industriali, fumo di sigaretta, insetticidi, pentole, pile, cosmetici, deodoranti, vaccini, otturazioni dentarie, alimenti, e anche nell'acqua potabile.

IL PIOMBO è un metallo tenero, denso, duttile e malleabile. Di colore bianco azzurrognolo appena tagliato, esposto all'aria, si colora di grigio scuro. L'avvelenamento da piombo è detto saturnismo (dal dio Saturno associato a questo metallo). Gli alchimisti pensavano fosse possibile trasformare il piombo in oro utilizzando la cosiddetta pietra filosofale.

Questo è il metallo tossico più diffuso e ubiquitario. In base ai dati forniti dalla National Academy of Science, sappiamo che l'uomo immette ogni anno 600.000 tonnellate di piombo nell'atmosfera. Normalmente esso è assorbito dall'organismo umano in una percentuale dall'1 al 10% di quello ingerito, e dal 30 al 50% di quello inalato. Viene scarsamente assorbito ed è eliminato principalmente attraverso le feci.

Il piombo assorbito entra nel sangue, alterando le strutture mitocondriali, può disaccoppiare la fosforilazione ossidativa e interferire con la sintesi proteica, per cui quello accumulato viene immagazzinato nel sistema nervoso centrale, nelle ossa, nel cervello, nei tessuti molli, incluso il fegato e nei capelli.

Il *piombo* è un metallo tossico conosciuto da migliaia d'anni. È usato in centinaia di modi: dalle vernici, agli isolanti, alle tubature idriche. È ampiamente diffuso nell'ambiente. Molte contaminazioni da piombo sono state trovate nelle calotte polari e aumentano ogni decade. Solo recentemente tuttavia è stata focalizzata l'attenzione sul piombo come una delle maggiori fonti che interferiscono sulla salute di milioni di persone. L'assimilazione di tale metallo può avvenire per via cutanea, mucosa o tramite l'apparato digerente (picacismo). Il piombo contenuto nell'acqua potabile ingerito da una donna incinta attraversa la placenta in misura del 90% e si deposita nel cervello del feto. I neonati quindi possono già nascere con alti livelli di piombo.

L'intossicazione da Pb può manifestarsi nei **bambini** attraverso un fenomeno chiamato pica, che consiste nell'ingerimento di carta, vernici o giocattoli contenenti piombo. L'esposizione al piombo o ai suoi sali, soprattutto a quelli solubili, o all'ossido PbO_2, può causare **nefropatie** e coliche addominali. Alcuni storici attribuiscono al piombo delle tubazioni per acqua e all'uso di diacetato di piombo, detto *zucchero di piombo*, per addolcire il vino, la causa della demenza che affligge molti degli Imperatori Romani. È posto nella lista delle sostanze pericolose indicate dall'ATSDR (Agency for Toxic Substances and Disease Registry) nel 1999.

Il piombo è in grado di danneggiare praticamente tutti i tessuti, in particolare i reni e il sistema nervoso. Nei bambini il danno da piombo si manifesta soprattutto con ritardo mentale, negli adulti con schizofrenia, neuropatia periferica, che si ritiene dovuta a un processo di demielinizzazione delle fibre nervose. L'esposizione a elevate dosi di piombo (da 100 a 200µg/dl) provoca encefalopatia con vertigini, insonnia, cefalea, irritabilità e successivamente crisi convulsive e coma.

È capitato che i sali di piombo usati negli smalti per vasellame abbiano causato degli avvelenamenti, quando bevande particolarmente acide come certi succhi di frutta hanno estratto ioni di piombo dallo smalto. Si pensa che fosse questa la causa delle "coliche del Devon", dove si usavano presse con parti di piombo per estrarre il succo di mela per farne sidro. Il piombo è considerato anche estremamente dannoso per la fertilità delle donne.

FONTI DI INTOSSICAZIONE:

- aria: uso di pesticidi contenenti piombo
- suolo e acqua: processi industriali e pallini da caccia
- cibi e bevande: per conservazione in contenitori con piombo
- cosmetici
- refrigerante per reattori nucleari
- gas di scarico dei motori (additivi per benzina)
- vernici
- plastica
- cisterne
- isolanti per cabine elettriche
- smalto per ceramica
- condutture idriche
- fonderie
- pallottole
- carichi industriali
- tinte per capelli
- sigarette, (insetticida usato per tabacco)
- acqua contaminata
- batterie d'auto e pile
- inchiostri colorati
- amalgama

- insetticidi
- polvere

SINTOMI ASSOCIATI ALL'INTOSSICAZIONE DA PIOMBO:

- anemia, il piombo può sostituire il ferro nella ferritina
- malattie cardiovascolari, ipertensione
- neuropatia
- coliche addominali
- impotenza, sterilità, aborti
- affaticamento
- calo della libido
- dismenorrea
- oligospermia
- oliguria
- ipertensione arteriosa
- emicrania
- allucinazioni
- umore instabile
- incubi schizofrenia
- epilessia
- comportamento psicotico
- convulsioni
- sdr. Depressiva
- ritardo mentale
- dislessia
- encefaliti
- iperattività
- difficoltà di concentrazione
- sdr. Vertiginosa
- perdita di memoria
- insonnia
- sclerosi multipla
- m. di Parkinson

- artrite reumatoide
- osteoartriti
- gotta
- rachitismo
- piorrea
- carie dentale
- disfunzioni epatiche
- dolori addominali ricorrenti, (colica saturnina)
- stipsi
- insufficienza surrenale
- insufficienza renale
- ipotiroidismo
- lombalgia
- aumento o perdita di peso
- patologie cardiovascolari
- disturbi trofici gengivali (orletto di burton)
- aterosclerosi
- sordità
- cecità

Beethoven fu vittima della "malasanità"? medicazione letale con una pomata al piombo.

È stato definitivamente risolto il giallo della morte di Ludwig Van Beethoven avvenuta nel 1827 all'età di cinquantasei anni: avvelenamento da Piombo. Grazie alle analisi dei capelli, acquistati da due collezionisti a un'asta da Sotheby's, il Dipartimento per l'Energia dell'Argonne National Laboratory, alle porte di Chicago, ha confermato l'ipotesi che attribuiva la sua morte a saturnismo. Il mineralogramma ha infatti dimostrato che l'illustre personaggio aveva una concentrazione di piombo 100 volte superiore alla norma, presumibilmente dovuta alla sua abitudine di consumare abbondante vino in calici di vetro piombato, oppure per gli unguenti usati per le numerose medicazioni.

Il **De pictorum morbis descrive** l'Encefalopatia saturnina come una malattia professionale tipica dei pittori:

> ...cum metallici colores vegetabilibus longe durabiliores sint.

I pigmenti di origine minerale, ricchi di piombo, infatti erano di gran lunga più usati perché più duraturi. L'intossicazione cronica è dovuta al contatto con i colori assorbiti principalmente dalle mani e dalle vesti impregnate di colori ma anche con la cattiva abitudine di tenere i pennelli in bocca, inoltre, **Goya** inumidiva i pennelli con la bocca!

Per quanto riguarda invece L'ALLUMINIO, esso entra nella storia dell'uomo fin dall'antichità. Plinio il Vecchio nella sua Naturalis Historia (77 d.C.) riportava l'uso dell'allume (solfato di alluminio e potassio) come astringente e come curativo per le affezioni della pelle nella farmacopea degli Egizi e Fenici. Inoltre veniva impiegato come mordente nella tintura dei tessuti.

La chimica dell'alluminio inizia tuttavia in tempi più recenti, nel 1855 la prima barra di alluminio venne presentata all'esposizione internazionale di Parigi. Aveva un valore commerciale superiore a quello dell'oro, tanto che l'Imperatore Napoleone si fece fare un servizio da tavola da usare in occasioni speciali quali le visite dei capi di Stato. Considerato innocuo fino a tempi relativamente recenti, questo metallo può produrre gravi effetti neurotossici, e potrebbe essere implicato nell'insorgenza della malattia di Alzheimer.

L'alluminio è abbondantemente presente nell'universo e costituisce l'8% della **litosfera** ("pietra, roccia") è la parte più rigida del pianeta Terra. Comprende la crosta terrestre e la porzione del mantello esterno, fino all'astenosfera, che mantiene un comportamento elastico terrestre. Rappresenta il terzo elemento in quanto a diffusione ed è il componente preponderante di molti minerali.

La concentrazione negli organismi viventi è invece estremamente ridotta come pure nelle acque superficiali e nelle falde acquifere.

La solubilità dell'alluminio tuttavia può aumentare con l'incremento dell'acidità ambientale dovuta ad esempio alle piogge acide e all'uso continuato di fertilizzanti.

L'intossicazione da alluminio è aumentata in modo sconcertante, l'80% dei mineralogrammi dei capelli esaminati presenta elevati valori di alluminio.

FONTI DI INTOSSICAZIONE:

- contenitori per alimenti: pentole, lattine, scatole, vaschette o fogli di
- alluminio in rotolo
- alimenti: tè, latte, formaggi, farina raffinata, lieviti artificiali, nel cacao e sale è usato come agente essiccante (silico-alluminato di sodio)
- emodialisi
- farmaci es. antiacidi, aspirine tamponate
- cosmetici (antitraspiranti, rossetti, dentifrici)
- nell'acqua potabile viene aggiunto come agente flocculante per rimuovere le impurità.

SINTOMI ASSOCIATI ALL'INTOSSICAZIONE:

- anemia
- emolisi
- avversione per la carne
- carie dentali
- ulcera peptica
- coliche addominali
- confusione mentale
- demenza in soggetti emodializzati
- disfunzioni epatiche e renali
- disturbi neuromuscolari
- ipoparatiroidismo
- osteomalacia
- malattie neurodegenerative (Alzheimer, Parkinson, SLA)
- perdita di memoria
- sindrome da fatica cronica

IL CADMIO, anch'esso è un metallo pesante impiegato dall'uomo in molteplici attività industriali quali la produzione di batterie, le operazioni di placcatura, la combustione del carbone, come stabilizzatore nella gomma e nelle plastiche, nella carta di sigarette, la produzione di presidi fitosanitari per l'agricoltura. Anche se il suo utilizzo è in diminuzione per via di rigide limitazioni normative, l'incidenza d'intossicazione è in aumento soprattutto perché è molto diffuso nell'ambiente, e per la carenza negli alimenti manipolati e raffinati di zinco, che ha un'azione protettiva contro l'azione del cadmio.

Per quanto riguarda gli alimenti lo troviamo in particolare in:

- riso e grano per i suoli contaminati da fertilizzanti
- acque di irrigazione e fanghi di depurazione
- pesci oceanici
- caffè espresso
- cibi raffinati e conservati
- bevande a base di coca/cola
- saldature delle lattine
- acqua potabile, il cadmio è rilasciato sia dalle vecchie tubature trattate con processi galvanici ma anche da alcuni tipi di PVC.
- fumo di sigaretta
- amalgama dentale
- esposizione professionale
- inceneritori
- vernici
- gas di scarico
- olio di motore combusto
- pneumatici
- polietilene nero
- contenitori di plastica
- lampade a vapore di cadmio
- pile
- semiconduttori
- smalti
- fungicidi

- pesticidi
- fertilizzanti
- soluzioni per la pulizia dell'argento

La diffusione del cadmio nell'ambiente è legata prevalentemente all'inquinamento provocato dall'uomo. Le piante assorbono la sostanza dal suolo con facilità per poi concentrarla nelle parti commestibili. Gli animali d'allevamento che si cibano di vegetali contaminati possono accumulare dosi consistenti di cadmio e alcuni alimenti presentano un rischio maggiore di essere contaminati:

- molluschi (cozze e ostriche)
- crostacei (soprattutto granchi)
- carne e fegato di cavallo
- cereali
- pesce

Il 50% del cadmio inalato o ingerito si deposita in fegato e reni, ma anche pancreas e ghiandole salivari, oltre che articolazioni, ossa e arterie, dove si sostituisce allo zinco necessario per la loro elasticità, dal plasma passa nei globuli rossi dove si lega alla metallotionina e all'emoglobina. Gli effetti che si hanno a livello dei tessuti ossei sono dovuti allo sconvolgimento che il cadmio provoca nei confronti del metabolismo del calcio e del fosforo, determinando patologie quali l'osteoporosi e l'osteomalacia.

Uno dei primi casi d'intossicazione da cadmio è quello avvenuto a **Fuchu**, in Giappone, dove la popolazione, dopo aver consumato per anni del riso contaminato, ha sviluppato una sindrome che è stata denominata **"itai-itai".** Tale malattia si caratterizzava per intensi dolori mialgici e reumatici, e fratture patologiche per la sostituzione degli ioni calcio con gli ioni cadmio. Anche gli organi di accumulo (fegato e rene) avevano subito danni consistenti per via della presenza del tossico nell'organismo.

SINTOMI ASSOCIATI ALL'INTOSSICAZIONE:

- alopecia
- anemia
- artrite reumatoide
- osteoartriti
- osteoporosi
- ipercolesterolemia
- aterosclerosi
- cardiopatia ipertrofica
- ipertensione arteriosa
- nefropatia
- infertilità
- impotenza
- cirrosi epatica
- cancro
- iperglicemia diabete
- emorragie e ischemia cerebrale
- infiammazioni (a causa dell'effetto aldosterone simile con ritenzione di sodio)
- schizofrenia
- ritardata crescita
- iperattività e disturbi dell'apprendimento
- emicrania
- enfisema polmonare

Altro metallo pesante e tossico molto diffuso è il MERCURIO: nome mitologico dato dagli alchimisti del XV secolo in onore di Mercurius, divinità dell'industria e del commercio. Nel Medio Evo è stato assegnato a questo elemento chimico un valore importante tanto che sostituì l'antico termine greco hydrargyrum (Hg: argento liquido). Non è presente normalmente nell'organismo umano: quindi si comporta, come la maggior parte dei metalli pesanti, da corpo estraneo. Il mercurio è un metallo, liquido a temperatura ambiente, che solidifica a -38 e 87°C, in grado di evaporare. Poco reattivo con l'ossigeno a basse temperature, ossida rapidamente a

360°C, onnipresente sulla Terra.

Era noto ai Cinesi e agli Indiani fin dal 2000 a.C. e sono stati trovati flaconi contenenti mercurio nelle tombe egizie. La capacità del mercurio di legarsi ad altri metalli e la procedura per formare l'amalgama d'argento sono già descritti nel XV secolo nei testi alchemici, ma non per usi odontoiatrici.

L'amalgama dentale, composta da mercurio e argento, più vari altri metalli in quantità minore, fu inventata i primi dell'Ottocento in Francia, a quell'epoca conteneva poco mercurio e andava scaldata per ottenere l'amalgamazione. Ha la capacità di legarsi alla maggior parte dei metalli, senza un processo di fusione, ma per amalgamazione: alcuni metalli, come oro, argento, zinco, stagno, cadmio, piombo e bismuto, e *in misura minore altri come rame e antimonio, sono solubili nel Hg. Questo dà la possibilità* di formare molti tipi di amalgami.

Il mercurio viene usato anche per l'estrazione di oro e argento, da cui viene poi separato per mezzo dello zolfo, cui il mercurio si lega dando un composto insolubile, tossico: *il solfuro di mercurio o cinabro (HgS)*. Esiste sotto 3 forme: **elementare (metallico) - inorganico – organico.**

ASSORBIMENTO orale e respiratorio:

metallico 0,01%, tutte le forme: inorganico **7% 61-81%**, **organico 90-95%**. Il Hg **elementare** assorbito entra rapidamente nel SNC prima di essere ossidato dalle catalasi eritrocitarie. Il 90% del mercurio organico è escreto con le feci.

La forma tossica è il metilmercurio: deriva dagli alimenti e dalle amalgame, intossicazione acuta è un evento eccezionale, per consumo di pesce inquinato come a Minamata-Giappone, mentre a Dryden-Ontario Settentrionale (Canada) e a Gela per gli scarichi di residui mercuriali nel mare e nel fiume. Inoltre il consumo di pane confezionato con cereali trattati con **alchilmercurio** (fungicida) in Iraq, Pakistan, Ghana e Guatemala.

Inalazione di vapori di Hg, per contaminazione accidentale in spazi poco ventilati come ad esempio, nei serbatoi di estrazione del metallo dal minerale per riscaldamento delle soluzioni mercuriali;

ingestione accidentale o a finalità autolesionistica, e anche intossicazioni cronica professionali per la produzione di:

- cere per pavimenti
- feltro
- adesivi
- batterie
- luci al neon
- esplosivi
- manometri
- smaltatori
- litografi
- minatori
- orafi
- saldatori
- laboratori dentistici
- argentatori per specchi
- ecc.

Introduzione per via alimentare (pesci di grossa taglia, semenze e colture trattate con anticrittogamici o fungicidi al mercurio, acqua potabile). Certo è ironico dire: "**sano come un pesce!**".

Per via iatrogena (conservante per vaccini e sieri, disinfettante tipo merbromina presente in molti liquidi per lenti a contatto, farmaci es.: calomelano usato come lassativo, vermifugo, colliri, solventi per iniezioni, collutori, antisettici orali, dentifrici, prodotti cosmetici (mascara resistenti all'acqua e tinte per capelli), lattice e vernici con solventi, filtri per condizionatori d'aria, batterie, adesivi.

FONTI DI INQUINAMENTO:

- estrazione mineraria
- distillazione dai minerali
- fabbricazione cappelli feltro (storica)
- fabbricazione apparecchi, colori
- estrazione Au e Ag dalle amalgame

- impianti cloro-soda
- doratura a fuoco
- argentatura specchi
- amalgame dentarie
- vaccini
- rilievo di impronte digitali

*Il **mercurio metilico*** diminuisce la motilità e la velocità di migrazione degli spermatozoi. Il mercurio delle otturazioni sarebbe uno dei principali fattori etiopatogenetici responsabili dell'insorgenza della sterilità maschile idiopatica. Il selenio organico è necessario per lo sviluppo morfologico e funzionale degli spermatociti. Per cui il mercurio svolge un'azione biocompetitiva con il Selenio, <u>disattivandolo</u>.

<u>Il selenio è il principale antagonista del mercurio</u>. Le due sostanze si legano insieme formando *mercuro-selenite,* meno tossico.

- Hg inibisce l'ovulazione.
- Hg inibisce la funzione di parecchie vitamine del gruppo B.

Le donne odontoiatre hanno una percentuale più elevata di aborto spontaneo rispetto al personale di controllo in studi eseguiti in doppio cieco. I girini esposti al mercurio nascono senza appendice. Il mercurio causa un danno cromosomico alle cellule, e può provocare difetti trisomiali (<u>*Sharon Denton*</u> ha riscontrato che le madri con figlio affetto da sindrome di Down, da lei trattate, si sono sottoposte a un lavoro dentale durante la gravidanza).

- Hg causa la diminuzione dell'assorbimento di iodio e la depressione della secrezione dell'ormone tiroideo (i difetti della coordinazione motoria sono stati relazionati alla deficienza di iodio durante la gravidanza).

OMS "Salute libera dal mercurio entro l'anno 2020"

Addio ai termometri di mercurio, dispositivi, strumentazioni, medicamenti. **<u>E dalla bocca?</u>**

Già nel 1955 Loebich, della Degussa A.G. (la più grande

produttrice di amalgama del mondo) avvertiva: *"La sola presenza contemporanea nel cavo orale di più otturazioni basta a causare malattie generali dell'organismo"* e precisava: *"Ciò può avvenire per due vie fondamentalmente diverse. Gli ioni (sali metallici) che possono formarsi, per influenze chimiche, agiscono in modo tossico, oppure la differenza di potenziale (cioè corrente elettrica endorale) causa un disturbo funzionale nell'organismo per influenza fisica."*

E ammoniva: **"Il dentista, al giorno d'oggi, non può più ignorare questi fatti."**

La dinamica del rilascio del mercurio avviene:

- sotto forma di vapori durante l'amalgamazione
- durante la lavorazione (rifinitura, lucidatura, rimozione)
- masticazione
- rialzi termici per ingestione di cibi o bevande calde
- bruxismo e spazzolamento
- bimettalismo orale
- esposizione a campi elettromagnetici ad alta frequenza
- composizione e ph della saliva
- tecniche di sbiancamento con perossido di carbammide (molecola organica che rilascia perossido di hidrogeno e urea al 10% e che equivale al 3,5% di perossido di idrogeno)

L'accumulo di metalli pesanti non è semplice da diagnosticare, non è possibile determinare con precisione lo stato di intossicazione solo tramite un prelievo di sangue.

<u>SINTOMI FUNZIONALI</u> (spie di sofferenza) sono inizialmente molto vaghi e aspecifici:

- anemia
- astenia
- cefalea
- depressione
- nausea
- disturbi neuromuscolari

- dolori addominali

Spesso vengono trattati con farmaci sintomatici che, paradossalmente, possono contenere alluminio tra gli eccipienti. Secondo uno studio Americano il 74% dei pazienti esce da uno studio medico senza diagnosi. Tutto ciò perché la maggior parte dei sintomi non rientra nei protocolli studiati, né le analisi utilizzate risultano positive, perché i sintomi clinici da alterata funzione, possono manifestarsi molto tempo prima del danno cellulare evidenziabile attraverso le indagini convenzionali, che però sono state messe a punto per evidenziare la presenza di danno cellulare. Per evidenziare le disfunzioni sono necessari altri tipi di analisi.

L'analisi minerale del capello fornisce una lettura del deposito dei minerali nelle cellule e negli spazi interstiziali del capello, rivela la situazione dei minerali nutrizionali e anche di eventuali minerali tossici oltre ai minerali traccia per individuare eventuali carenze o eccessi.

Quest'analisi tissutale minerale, riconosciuto dall'OMS, è considerata uno **screening test**, il quale per definizione non fornisce una diagnosi di una malattia, ma svolge comunque un notevole ruolo nella prevenzione e nella diagnosi precoce di disturbi fisici e mentali. È comunque un test relativamente semplice che fornisce una considerevole quantità di informazioni. L'eliminazione dei metalli pesanti può provocare reazioni di disintossicazione, e un organismo già provato e indebolito potrebbe anche non sopportare tali reazioni, e ne risulterebbe un peggioramento transitorio della situazione globale.

In questi casi, è opportuno intraprendere una cura più blanda, da associare comunque nei pazienti trattati con agenti naturali con effetto chelante, tipo la **chlorella** che, tra l'altro, assorbe tossine dall'intestino, elimina sostanze chimiche e metalli dal fegato e dai tessuti, ma anche lo **zeolite,** lega mediante scambio cationico i metalli eliminandoli nel lume intestinale. Inoltre, l'acido ascorbico (**Vitamina C**), il **glutatione**, le vitamine del **gruppo B**, la **spirulina**, **tè verde**, **pectina**, minerali come **zinco** e **selenio**, svolgono un effetto

<u>antagonista contro i metalli pesanti.</u>

Oltre a cercare di eliminare i metalli accumulati, è di vitale importanza evitare di continuare ad avvelenarsi. Non possiamo purtroppo cambiare l'aria che respiriamo e tutti i veleni dell'ambiente circostante. Vale però la pena di cercare di controllare l'ambiente di casa e le sostanze che ingeriamo o sono a contatto immediato con il nostro corpo. Sono da scegliere con cura i materiali quali vernici, rivestimenti, colle, e soprattutto prestare attenzione alla qualità dell'acqua. Molte tubature, specialmente se vecchie, rilasciano nell'acqua, soprattutto calda, quantità notevoli di metalli tossici. È vero che quasi nessuno beve più l'acqua del rubinetto, ma si continua in genere a usarla per cucinare ed è inoltre ingente la quantità di metalli che si può assorbire attraverso la pelle o inalare quando si fa il bagno o la doccia. È quindi consigliabile applicare ai rubinetti dei filtri che trattengano cloro e metalli.

Capitolo X
(geopatologie)

"Insegnate ai vostri figli tutto ciò che noi abbiamo insegnato ai nostri: che la Terra è la madre di tutti. Tutto ciò che capita alla Terra capita anche ai suoi figli. Sputare a Terra è sputare su sé stessi. La Terra non appartiene all'uomo, è l'uomo che appartiene alla Terra. Tutto è collegato, come il sangue che unisce una famiglia. Ciò che capita alla Terra, capita anche ai figli della Terra."

David Servan-Schreiber

È quella scienza che studia le influenze delle radiazioni telluriche, cosmiche e su tutto ciò che vive nella biosfera. Vengono definite anche patologie derivanti dal terreno e possono essere classificate in naturali o artificiali. Quando la cellula è colpita da un campo elettromagnetico con cui entra in risonanza, ma con forte intensità levogira, la carica negativa della membrana si inverte e così la cellula depolarizzata si nutre di ciò che le nuoce, generando disordine funzionale e malattia.

Si è riscontrato con gli ultimi studi che il 70% delle patologie sono aggravate o determinate da perturbazioni del magnetismo terrestre, che insieme con altri fattori ambientali, tali anomalie rientrano in una serie di disfunzioni da "stress tellurico", classificate e raggruppate sotto il nome di Geopatie.

Questi disturbi variano dalla semplice emicrania alla stanchezza cronica, come pure, da alterazioni della funzionalità degli organi colpiti e del sistema immunitario a vere e proprie patologie croniche e degenerative.

Queste anomalie del campo magnetico terrestre, dovute oltre al reticolo di radiazioni telluriche (rete di Hartmann, rete di Cherry) anche dall'esistenza di anomalie geologiche come: *faglie e cavità, da corsi d'acqua sotterranei, giacimenti di minerali, particolari tipi di suolo ecc.*

La teoria del **Prof. Ernest Hartmann (1915-1992)** mette in risalto le conseguenze dello stazionare sopra un nodo patogeno o nei pressi di un'apparecchiatura emanante onde elettromagnetiche. Tali effetti erano conosciuti anche dagli antichi Romani, tanto da evitare che i loro templi venissero edificati nei punti nevralgici della costruzione. La nocività e la tossicità di queste radiazioni coinvolgono sia tutti gli esseri animali sia vegetali. Per quanto riguarda il mondo animale, si è potuto constatare che molti comportamenti sono da collegarsi alla rete patogena.

Infatti, gatti, termiti, formiche, ecc. riescono a trasmutare i nodi di Hartmann, mentre il cane difficilmente stazionerà su di un nodo rispetto al gatto. Probabilmente anche per le piante e gli alberi si verifica la stessa situazione patogena (alberi nodosi e piante che non crescono rigogliose).

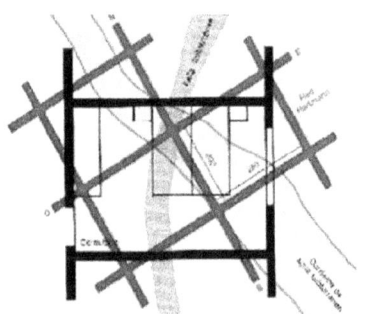
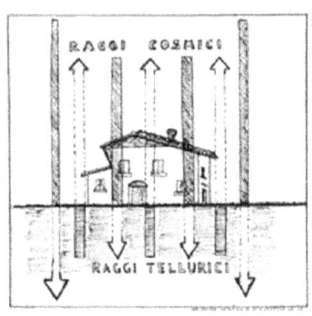

La presenza di raggi gamma ionizzanti nel sottosuolo rappresenta il problema più grande nei campi di energia potenzialmente pericolosa, infatti, da alcuni recenti studi di esperti di rilevamenti geo-biologici è emerso un dato impressionante. Circa tre anni fa, per fermare un raggio gamma emesso dal sottosuolo, era sufficiente uno spessore di piombo di 7 cm. Poi in seguito si è visto che con il passare del tempo questo spessore aumentava di circa 16 cm., fino ad arrivare al disastro di Fukushima, in cui ci sono voluti spessori di piombo fino 28cm. per proteggersi dalle radiazioni gamma. L'incidente nucleare di Fukushima dell'**11 marzo 2011**, a nord-est del Giappone, colpito da un violentissimo terremoto di magnitudo 8,9 con epicentro sul fondo marino del Pacifico a circa 500 chilometri da Tokyo. La radioattività in mare di fronte alla centrale di Fukushima risultò migliaia di volte superiore ai livelli normali con conseguenze disastrose per la fauna marina.

Con l'ausilio di alcuni strumenti sono state accertate che le zone di maggiore pericolosità per gli esseri viventi sono quelle dove avviene l'incrocio delle due fasce della griglia e quando questi nodi si trovano sovrapposti a una faglia o a un corso d'acqua.

Pertanto su queste zone perturbate sono state dimostrate alterazione di numerosi parametri **chimico-fisici** (Ph sanguigno, pressione arteriosa, battito cardiaco, resistività della pelle ecc.) **energetici** e ambientali di tutti degli esseri viventi che vi sostano per lunghi periodi.

Come specificato in precedenza, tutti gli organismi viventi sono sensibili ai campi elettromagnetici (CEM) di diversa frequenza e intensità anche con ordini di grandezza considerati ininfluenti. Secondo **A. S. Presman** *dell'Istituto di Biofisica (Università di Mosca),* tutto ciò viene spiegato col fatto che gli effetti non dipendono tanto dalla quantità d'energia, quanto dalla quantità d'informazioni introdotte nel sistema organico.

Non tutte le zone perturbate sono patogene, esse dipendono dall'intensità e dal tipo di radiazione, infatti gli effetti variano da persona a persona. Nell'uomo civilizzato che vive nelle città moderne, si ha una diminuzione delle resistenze ai campi patogeni a causa dello stress, dello stato d'intossicazione e della vita innaturale che egli svolge.

Con le costruzioni biologico-edile, siamo sottoposti a due tipi principali d'inquinamento EM:

<u>inquinamento per eccesso</u>: nel caso di radiazioni superiori per

intensità, o estranee a quelle naturali.

<u>inquinamento per difetto</u>: quando le nostre abitazioni provocano uno schermaggio delle radiazioni cosmo-telluriche naturali.

L'equilibrio del campo magnetico della terra è omogenico, mentre la sua alterazione è dovuta a vari tipi di radiazioni telluriche, per cui:

- le *correnti d'acqua sotterranee* creano movimenti di falde acquifere provocando attrito ed elettricità misurabile in superficie sotto forma di campo Elettromagnetico;
- le *faglie*, rappresentate da crepe geologiche non omogenee degli strati terrestri, creano radiazioni concentrate ed emissioni di raggi Gamma e neutroni, specie nelle ore notturne;
- <u>i giacimenti nel sottosuolo</u> (carbone, petrolio, gas, minerali, Sali) modificano il campo radioattivo terrestre.

Infine le reti geodinamiche possono essere classificate a loro volta in:

GRANDI RETI: sono zone di ampio spazio, dove la frequenza elettromagnetica cambia d'intensità, vettori distanti tra loro di 24m. in direzione Nord/Sud (**Cardo**) e 30m. in direzione Ovest/Est (**Decumanus**) per la grande rete ortogonale. Invece per i vettori della diagonale la distanza e di 36m. x 36m.; la larghezza dei fasci varia tra gli 8 e i 10 m. con dei cambi d'intensità dalla periferia al centro del vettore. ll vettore Ovest /Est e quindi il Decumanus genera, nel suo movimento di origine cosmica, i due vettori della rete diagonale, di cui uno, il Nord/Ovest, con rotazione destrogira (senso orario), e quindi con influenza benefica sull'organismo, l'altro, di Sud/Ovest, con rotazione levogira (senso antiorario), purtroppo non benefica per le frequenze cellulari.

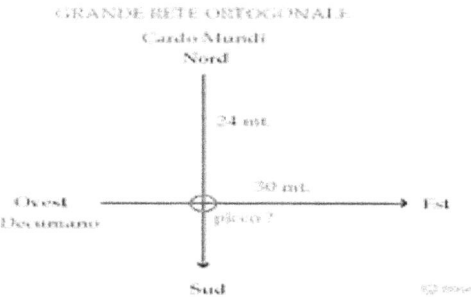

PICCOLE RETI: la più importante è la **Rete di Hartmann**, che consiste in fasce di circa 21cm., vettori distanti tra loro di 2 metri circa in direzione Nord/Sud mentre di 2,5 metri in direzione Est/Ovest. I punti di incontro, definiti *Nodi*, possono essere dannosi biologicamente, in quanto come le vene d'acqua, sono molto conduttive per le radiazioni naturali e artificiali. Inoltre abbiamo anche **la rete di Curry** scoperta dal **Dott. Manfred Curry**, che si posiziona diagonalmente rispetto a quella di Hartmann, consistente in fasce di 75cm., distanti tra loro di 3,5 metri in direzione Nord/Sud ed Est/Ovest. Questa struttura varia d'intensità e frequenza rispetto al luogo, alla latitudine e longitudine, alle condizioni climatiche, alle intensità delle radiazioni cosmo-telluriche e infine alle interferenze tecniche dei campi elettrici.

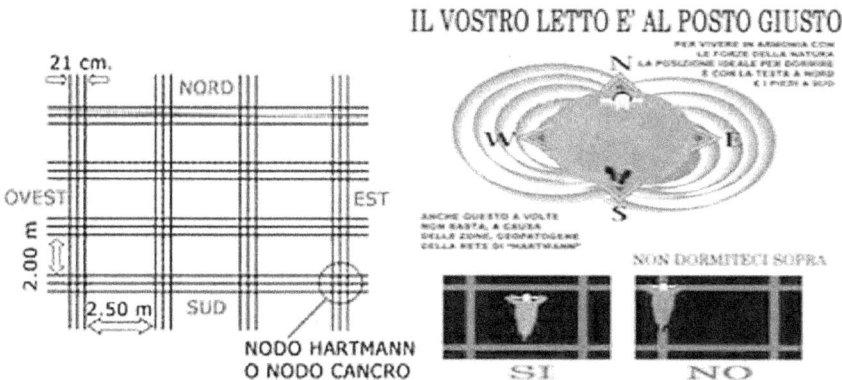

I nodi perturbanti, che nella Rete di Hartmann possono raggiungere, (se non amplificati da altri fattori), una dimensione di circa 30

cm. di diametro, mentre nella **Rete di Curry** possono arrivare ad assumere dimensioni di 1 m.

Nel 1975 il **Dott. H. Koning** con i suoi esperimenti ha dimostrato che sostare per lungo periodo in prossimità dei nodi di origine geopatica può determinare la formazione di granellini, piccole sfere, bollicine e filamenti, cioè di particelle non osservabili nelle zone neutre. Anche **Sheller** insieme con altri AA., hanno supposto che le perturbazioni dovute alle radiazioni ionizzanti siano così forti da modificare le cellule mitocondriali situate nel citoplasma delle cellule animali.

Questi punti geopatogeni erano già conosciuti nell'antichità, soprattutto i Cinesi, ad esempio, li chiamavano "porta d'uscita del Drago" evitando di costruirvi le proprie abitazioni.

Lo studio delle simmetrie ambientali, ha permesso, sin dai tempi antichi, di avere particolare attenzione agli insediamenti umani onde percepire quello stato di salute energetica locale in cui veniva emanata un certo tipo di energia positiva. Tutto ciò permetteva di poter evidenziare luoghi dove poter costruire, infatti i Greci e Latini in particolare, facevano pascolare o dormire i loro greggi sui terreni da abitare e poi ne controllavano lo stato delle viscere. In particolare i sacerdoti detenevano il potere di determinare i luoghi di culto e guarigione, in cui si era verificato e constatato l'esistenza dell'energia positiva e salutare.

Dolmen, obelischi, menhir, piramidi, le grandi cattedrali ne sono un esempio, pertanto nulla era lasciato al caso.

Dobbiamo sottolineare che però non sempre queste fasce magnetiche sono così rigide, in quanto le cosiddette maglie possono deformarsi, cioè allungarsi e distendersi in presenza di fattori ambientali naturali, tipo: tempeste magnetiche, temporali, terremoti, alluvioni, fasi lunari, fenomeni vulcanici, corsi d'acqua sotterranei, ma, anche artificiali, come ripetitori radiotelevisivi, antenne di telefonia mobile, trivellazioni, reti fognarie, condutture metalliche di acqua e gas, ecc.

La griglia descritta da Hartmann si restringe verso i poli e si allarga in corrispondenza dell'equatore, non essendo rigida, è una maglia che tende ad allargarsi o restringersi in presenza di altri campi magnetici. In ambito naturale le maglie tendono a essere regolari e anche la nocività è minore.

Infine è importante dire che la nocività a modo di manifestarsi, quando i campi elettromagnetici naturali entrano in conflitto con quelli artificiali, per cui si verifica un accumulo dei suddetti livelli energetici.

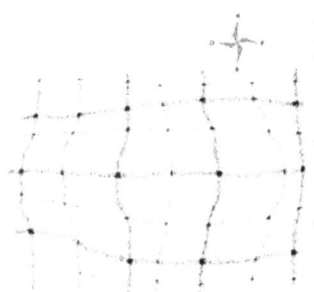

(rete di Hartman deformata)

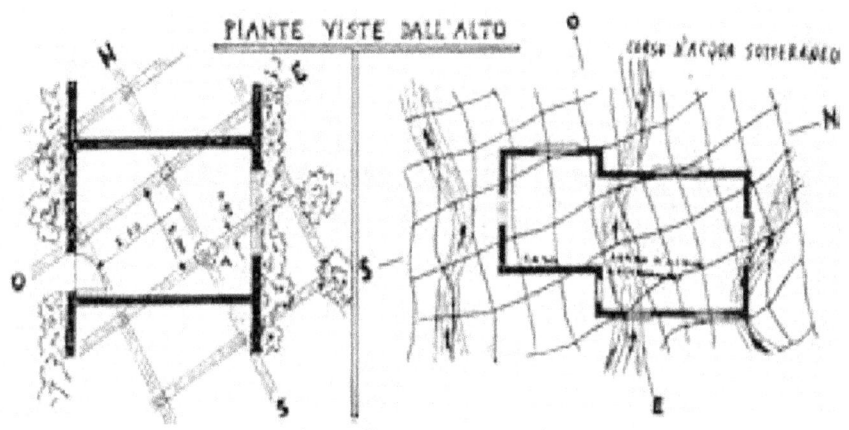

(corsi d'acqua sotterranei)

La *Faglia geologica*, è una rottura derivante dalla separazione di una massa rocciosa in cui lo spostamento può verificarsi sia in senso orizzontale sia verticale, creando fessure con fuoriuscita di gas Radon o di Radioattività, ed essendo questo gas più pesante dell'aria, incolore, inodore, chimicamente inerte, è quindi impercettibile. Proviene prevalentemente da terreni con un elevato contenuto di Uranio/Radio, quali tufi, pozzolane, alcuni graniti e rocce di origine vulcanica., pertanto, può infiltrarsi attraverso fessure e crepe, attraversare materiali porosi, dissolversi nell'acqua e penetrare così negli edifici anche attraverso le condutture idriche.

Una volta accumulatosi, il Radon può essere respirato e continuare la sua efficacia di radioattività all'interno dell'organismo, con danno alla salute, aumentando il rischio di sviluppare neoplasie polmonari.

Studi epidemiologici diffusi dall'Organizzazione Mondiale della Sanità (**OMS**) e dall'Agenzia Internazionale per la Ricerca sul Cancro (**IARC**) hanno, infatti, ormai scientificamente stabilito la cancerogenicità di questo gas. Questa faglia geologica, cioè la rottura derivata dalla separazione o fenditura di una massa rocciosa in due parti, può verificarsi orizzontalmente dando luogo a crepacci, o verticalmente creando delle fessure, facendo fuoriuscire il gas radon o la radioattività.

Capitolo XI
(Prevenzione e guida alle terapie naturali)

Con il termine prevenzione è stata raggruppata una serie di interventi rivolti a favorire e mantenere lo stato di benessere, a evitare l'insorgenza di tutte quelle patologie dannose sia al singolo individuo sia alla collettività, e a circoscrivere le tossicità dell'ambiente in cui l'individuo vive. Pertanto è bene proteggere il singolo, controllare le malattie endemiche nelle popolazioni, circoscrivere e infine, eradicare le suddette malattie.

Possiamo distinguere tre livelli di prevenzione:

- *Primaria,* prima ancora che insorga la malattia.
- *Secondaria* quando inizialmente è già in atto la malattia.
- *Terziaria* cercando di evitare la recidiva attraverso la riabilitazione.

In riferimento al concetto di energia vitale, come già accennato precedentemente, va sottolineato che il termine scientifico di "energia", e quello di "energetica", non possono essere visti come una separazione, ma come un'unione in armonia con il concetto "psico/fisico". Nella cultura occidentale non sempre è presente la correlazione tra anima ed energia, mentre in quella orientale il <u>*Chi o Prana*</u>, quindi energia vitale, è abbastanza frequente, tanto da estendere il campo dell'individualità al concetto di "energia psico/fisica".

I metodi di energia terapeutica che agiscono in profondità, cioè sia sulla psiche sia sul corpo, sono quelle manovre che attraverso le <u>stimolazioni corporee</u> (esogene-endogene) creano una libera circolazione energetica in tutto il corpo coinvolgendo molte aree psichiche.

Il prof. Giuseppe Calligaris con la famosa frase "IL PENSIERO CHE GUARISCE", pubblica la sua tesi nel 1901 anticipando così l'evoluzione della sua ricerca scientifica nei territori della sensibilità cutanea. Infatti Egli specifica che la superficie cutanea viene paragonata a uno specchio della nostra Memoria, cioè, molte memorie vengono trattenute e impresse invisibilmente sulla nostra pelle, documentando la nostra identità. I suoi famosi esperimenti hanno innanzitutto dimostrato che la stimolazione neurologica della cute non produce semplicemente riflessi controllati a livello viscerale, ma genera anche emozioni e sentimenti. Le immagini mentali coscienti, generate artificialmente su alcuni punti cutanei, non sono semplici immagini visive ma rappresentazioni correlate a una predefinita matrice emozionale come: piacere – odio – malinconia – paura – amore. Le varie concatenazioni di eventi fissati fra cute, cervello, psiche e visceri, non seguono ovviamente un percorso casuale, ma sono governati da rigide leggi biologiche. Pertanto la stimolazione: meccanica – algica – termica – cromatica – elettrica di un punto cutaneo, riesce ad attivare un fenomeno a cascata con ripercussioni sincroniche sul sistema viscerale, cerebrale e sulla modulazione psichica (plasticità del S.N.C.).

Pertanto è bene sottolineare che le varie metodiche strettamente naturali sono veicolate:

1) **mediante l'ambiente esterno**, da: "massaggi/linfodrenaggi, agopuntura, elettroagopuntura sec. Vol, Vegates, musicoterapia/danzaterapia, bagni di luce solare, cromoterapia/cromopuntura, cristalloterapia, meditazione, yoga, ossigenoterapia".
2) **processi interni all'organismo** con: rimedi omeopatici e fitoterapici, floriterapia (fiori di Bach o Australiani) sana alimentazione o metodi di terapia nutrizionale mirata, ecc.

Inoltre è importante parlare apertamente anche di quel meccanismo definito "Psicoenergia", in cui l'energia psichica stimolata dal mondo interiore di ciascun individuo va a connettersi con l'ambiente circostante sinergicamente, ma al contempo la stessa energia può essere indirizzata nel senso inverso, cioè dall'esterno all'interno. È vero che l'ambiente influenza l'uomo, ma è anche vero che lo stato d'animo interiore di ciascun individuo influenza l'ambiente esterno, come mille specchi riflettono con potenza maggiore ciò che noi pensiamo.

C'è una storiella che racconta l'esperienza di due cani che entrano in una stanza e ne escono: uno scodinzolando e l'altro rabbioso. Che cosa è successo in quella stanza? Si dice che la stanza era piena di specchi, per cui un cane entrò scodinzolando e ne uscì altrettanto scodinzolando, mentre l'altro entrò rabbioso e ne uscì ugualmente rabbioso.

Negli Stati Uniti, le terapie naturali devono avere oltre un'azione preventiva, anche funzionale, infatti sono note con la sigla CAM: *"Complementary and Alternative Medicine"*.

Detta definizione è stata adottata anche in Italia, dove le **medicine alternative e complementari** sono di esclusiva competenza di medici, farmacisti, odontoiatri e veterinari. In Francia e Germania esistono anche altri operatori non medici ma con diploma di Naturopatia, facente parte del Sistema sanitario nazionale.

Sulla base delle conoscenze allopatiche e olistiche, possiamo affermare che sia la natura sia il cosmo sono soggetti a una costante trasformazione ed evoluzione alternando attività e quiete, come nella MTC all'equilibrio dello Yin e dello Yang, alla dinamica degli opposti (giorno/notte), ai cicli ritmici della natura, al ritmo delle 24h.; ciclo energetico, coinvolgendo ogni organo a queste fasi di attività e riposo. Pertanto i vari disturbi e sintomi che si manifestano in particolari ore della giornata rimandano a determinati organi specifici; di conseguenza anche le cure e le terapie sono più efficaci in certi momenti della giornata.

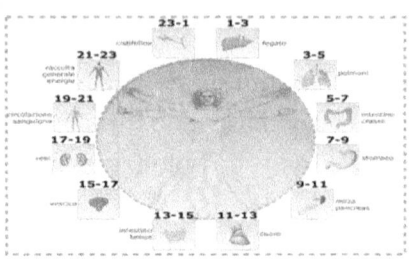

Orari di attività massima dei nostri organi principali nel corso della giornata

Allineando la nostra vita quotidiana con i nostri bisogni naturali in maniera consapevole, possiamo vivere in armonia con il nostro orologio biologico interno per un'esistenza salutare e di benessere psico-fisico. Essere consapevoli che l'individuo non è isolato e separato dal proprio ambiente, ma inserito in una struttura globale e universale, in cui le forze primordiali del macrocosmo agiscono sul microcosmo (rappresentato dall'uomo) ci permette di riflettere sull'importanza delle proprie azioni. Pertanto se l'uomo riesce a vivere in armonia e in sintonia con la natura può a sua volta programmare un benessere duraturo, sfruttando energie e risorse che solo la convivenza armoniosa con la natura garantisce la pace interiore e la tranquillità, in modo da non provocare disarmonie che vanno ad alterare il delicato equilibrio degli influssi macroscopici annuali.

Il ritmo di vita moderno ha contribuito a far sì che l'essere umano si sia allontanato dal suo naturale ritmo di vita, rispettando l'alternanza del ritmo giorno/notte (attività/riposo). Infatti gli obblighi lavorativi e frenetici, i compiti e lo svolgimento delle attività giornaliere, non permettono agli individui di rispettare quelle che sono i bisogni biologici e psichici, creando nel tempo sintomi cronici con le relative patologie aggravate dallo stress (distress), quindi alterando i relativi ritmi.

La MTC con la sua Legge dei 5 elementi (o dei mutamenti), in questi ultimi decenni ha portato un contributo notevole, ampliando le conoscenze della Medicina Tradizionale Occidentale, che con le sue scoperte tecnologiche ha potuto integrare le cure esistenti, ma esercitando anche con successo l'integrazione degli studi inerenti alla medicina naturale. La malattia non nasce per "caso", o per "sfortuna", ma semplicemente da un caos generato da vari squilibri psicofisici, che vanno a debilitare l'equilibrio di un sistema molto importante rappresentato dal Sistema: PSICONEUROENDOCRINOIMMUNOLOGICO

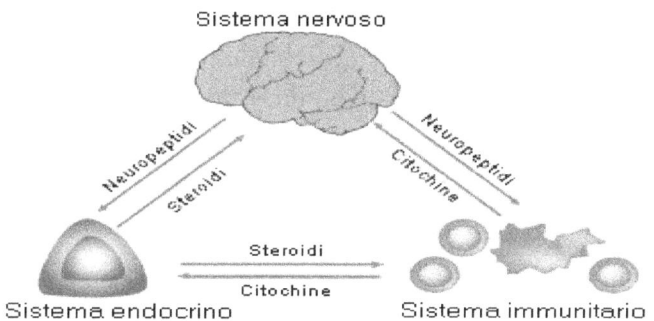

La malattia ha sempre un significato, <u>parla attraverso sintomi specifici</u>, essi sono un "campanello d'allarme "dal quale l'individuo può avere consapevolezza dell'accaduto e porvi rimedio, cioè poter intervenire precocemente per evolvere il suo aspetto individuale e socio-culturale.

Frequentemente le persone hanno la tendenza ad assumere atteggiamenti contrari, o in opposizione alle Leggi della Natura, instaurando una cristallizzazione della malattia (**cronicità**), ovvero un'alterazione del Sistema: **Psico-Eco-Biologico**.

Spesso la Patologia è figlia della Società e della Cultura, del modo di vivere, dove i sentimenti e i pensieri negativi vanno ad alterare il fisiologico funzionamento del Sistema: **Neuroendocrino - Immunitario - Vegetativo**.

In questi ultimi vent'anni, approfonditi studi hanno messo in luce questa branca della Medicina "PNEI": (**Psico-neuro-endocrino-immunologica**) in cui è stato possibile accertare scientificamente *l'interconnessione di questi apparati*, ma anche di come il nostro organismo sia un concentrato di Energia Vitale. L'armonia energetica dell'uomo è in funzione dell'equilibrio: fisico – emotivo –

affettivo – razionale – spirituale. Il cosiddetto Triangolo della Salute: PSICHE – SOMA – ANIMA.

La patologia si manifesta quando si viene a creare un *disequilibrio* e una *disarmonia che vengono percepiti dall'organismo attraverso messaggi tradotti in sintomi che il più delle volte non ascoltiamo.*

Infatti: le frustrazioni, le insoddisfazioni e gli elementi non gratificanti, spesso andiamo a cercarli nel cibo che funge da *"surrogato gratificante"*, in cui una tavola imbandita di pietanze ci offre, e di conseguenza la gola non riesce a modulare l'alimento necessario.

Gli esuberi o le carenze, creano debilitazione all'organismo, come anche:

- la fretta,
- la distrazione,
- l'egoismo,
- l'avidità,
- l'abbondanza alimentare senza freno, (Bulimia)
- materiali tossici (es. mercurio, nichel, ecc.).

Tutti questi elementi non sono altro che una delle tante cause di malattia.

Secondo recenti acquisizioni della biofisica (Popp, Ageno, Prigogyne), si è venuti a conoscenza che le alterazioni elettromagnetiche creano una risonanza negativa sugli esseri viventi, cioè come l'effetto diapason, per cui si entra in vibrazione quando si ha la stessa lunghezza d'onda. L'uomo è un sistema aperto che dipende dall'O_2, dall'H_2O, dal cibo, e dalle frequenze elettromagnetiche naturali (onde Schumann di 7,8 Hz), e, purtroppo anche da quelle artificiali: - telefonini, apparecchi radio-televisivi, computer, tralicci della luce (onde elettriche), forni a microonde, ecc.

Per cui, se i suddetti segnali elettromagnetici vengono usati positivamente attraverso tecniche di: agopuntura classica – fotopuntura o fonopuntura – cromopuntura – omeosiniatria con prodotti omotossicologici (omeopatici) – Laser – kimesiologia – terapie di biorisonanza di Morell e Rasche – ecc., possiamo ristabilire l'equilibrio alterato da onde sinusoidali irregolari o che superano i 50 Hz, e riportare il bit cibernetico nelle sue condizioni regolari, e quindi lo stato di salute.

Inoltre si è visto come le radiazioni elettromagnetiche dell'atmosfera possono influenzare la salute degli esseri viventi, gli impulsi cosiddetti elettromagnetici entrano in contatto con il nostro corpo costringendolo a una risposta di varie intensità, durata e frequenza, anche le cellule hanno una loro vibrazione e sono in contatto con l'ambiente.

Detto ciò è bene sottolineare che alla base di un duraturo benessere psico-fisico il primato è rappresentato da una "sana alimentazione", da un tenore di vita non stressante e da un'igiene di vita individuale priva di tossicità. L'igiene di vita è fondamentale per mantenere in equilibrio emostatico l'organismo, perché un ambiente sano a misura d'uomo, del suo habitat: *(casa – lavoro – relazione sociale, ecc.)* consente di mantenere salda quell'unione di continuità tra la Terra e il Cielo e la Natura. L'intima connessione tra l'individuo e l'ambiente circostante facilita momenti di attrazione creando circostanze coincidenti, dando un significato simbolico. Infatti, Carl Gustav Jung riferendosi alla simultaneità di due avvenimenti vincolati dal senso in maniera casuale, ha dato avvio al concetto di "Sincronicità".

Studi su gemelli omozigoti separati alla nascita, quindi con vissuti sociali, familiari, di alimentazione, input emotivi completamente differenti, fatti rincontrare dopo anni, si è visto che presentavano differenze fisiche notevoli. Pertanto sia l'ambiente esterno sia l'ambiente interno vanno a modulare i geni, geni con lo stesso patrimonio genico di due persone che alla base avevano le stesse predisposizioni secondo la mappatura genica. Però è accaduto che osservando anche gemelli omozigoti non separati alla nascita ci sono stati comunque delle sostanziali differenze strutturali e funzionali, manifestandosi durante il corso della loro vita, sebbene i due individui stessero crescendo nella stessa famiglia e frequentassero lo stesso ambiente sociale, ad esempio uno sviluppava il diabete e l'altro no, pur risultando entrambi con caratteristiche predisponenti.

Gli studi epigenetici stanno confermando l'ipotesi che il vissuto soggettivo di ogni individuo stimola diversamente il DNA generando geni differenti, perché si è visto che il genoma inoltre risponderebbe ai suoni, al timbro della voce, ai mantra, ecc.

L'importanza di adottare una corretta alimentazione e uno stile di vita sano, è frequentemente ricordata da molti ricercatori e nutrizionisti, tra cui: Max Gerson – Catherine Kousmine – Hulda Regeht – Clark Herbert Shelton – Manuel Lesoeta – Kouchakoff. Inoltre, consigliano di smettere di fumare e di sottoporsi periodicamente a controlli, in quanto hanno riscontrato che è possibile ottenere la guarigione di alcune svariate malattie sia acute sia croniche, sottoponendosi ad alcuni metodi di nutrizione mirata, eliminando tutti i fattori tossici, inquinanti e stressanti.

La procedura pratica dello stare bene, del vivere una vita sana e priva di effetti negativi, in qualche modo sta a significare di mettere in discussione tutta la nostra vita passata riprogrammandola secondo i principi dell'attenzione su tutto quello che avviene dentro e fuori di noi.

La Nuova Medicina Germanica di Hammer, pone l'attenzione a tutti quei fenomeni indotti dall'ambiente esterno ed interno (conflitti biologici) per cui la maggior parte dei tumori è dovuta ad alterazioni epigenetiche, e non da geni difettosi (King 2003, Jones 2001, Speea 2000, Baylin 1997).

Come possiamo influenzare positivamente il nostro ambiente interno e di conseguenza le nostre cellule ?

Molti studi suggeriscono che:

1) <u>L' alimentazione</u>: prettamente vegetale cioè ricca di cibi metilanti (vitamine, sali minerali, verdure e frutta). I **cibi metilanti** sono alimenti che apportano gruppi metilici, i quali **si attaccano al DNA e possono controllare l'espressione genica** (si produce un cambiamento nelle caratteristiche dei

legami proteici regolatori dei cromosomi) ecco perché diventa importante assumere frutta e verdura in particolare fresca, perché provocano modificazioni epigenetici. Possiamo affermare che l'uomo è maggiormente fruttariano, perché privo di sufficienti acidi gastrici, atti a disintegrare le proteine animali (<u>molto meno acido cloridrico nello stomaco rispetto ai carnivori</u> e onnivori). Il <u>suo sangue è alcalino al 7.30-7.50</u>, e non acido 6.0-7.0 come nei cani e nei gatti.; <u>privo di enzima uricasi</u> per disgregare i 28 grammi di acidi urici contenuti in ogni kg di proteine animali (mentre i carnivori e gli onnivori abbondano di tale enzima). Inoltre, il latte materno umano ha la <u>stessa percentuale proteica della frutta (4-5%)</u>, e non 15% come nel latte bovino; per quanto riguarda invece il <u>sistema gastrointestinale</u>, presentando una forma oblunga, è stretto, spugnoso, pieno di curve e di risalite, mentre un pasto carneo necessita di un intestino corto, tozzo e liscio per una rapida digestione ed espulsione delle sostanze putrescenti (presente negli animali). **L'acidificazione scatta già a 30 grammi di proteine,** quota minima che ogni mangiatore di frutta, anche di sola anguria mangiata a sazietà, è in grado di superare. Per non parlare del <u>suo sistema immunitario</u>, anch'esso essendo fruttariano, accoglie i pasti carnei come nemici invasori, e con pesanti reazioni leucocitiche, come dimostrato da Kouchakoff[50]. La conformazione anatomica della mandibola degli esseri umani è dotata di <u>mobilità laterale, tipiche del frantumatore di frutta e di semi</u>, mentre negli animali carnivori le mandibole sono fisse, adatte a strappare le carni alle vittime. Altro spunto sul fatto che l'uomo è fruttariano è dato dalla

---

[50] Nell'esperimento di Paul Kouchakoff, presentato alla 1° Conferenza Mondiale di Microbiologia di Parigi nel 1930, si era dimostrato, mediante provette di sangue, prelevate prima di pranzo e due orette dopo, che i leucociti in fase pre-prandiale erano, per i tre gruppi di persone testate (vegancrudiste, latte-ovo vegetariane e carnivore), sulla normale media delle 6000 unità per mmc di sangue. In fase post-prandiale succedeva di tutto. Nei normali vegetariani c'era un raddoppio dei leucociti a 12000 leucociti e oltre. Nei carnivori c'era una triplicazione a 18000 e oltre. Nei vegancrudisti nessuna variazione, 6000 prima e 6000 dopo.

conoscenza scientifica che il solo <u>cibo completo e libero da effetti collaterali ammalanti</u> rimane il succo zuccherino vitaminizzato, mineralizzato, enzimizzato, elettrizzato dalla fotosintesi e dall'energia solare. Pertanto ogni esperimento di tipo vibrazionale (vedi André <u>Simoneton) indica che solo la frutta raggiunge gli 8000-10000 Angstrom</u> dell'infrarosso, di massima salute e vivificazione, mentre dalle patate, legumi, cereali poco cotti, alla verdura cruda si rimane sulle quote alte 6500-7500 Angstrom con colore arancio e rosso, mentre le carni si trovano su valori bassi dei 3000 Angstrom, e a volte anche meno, addirittura sui colori ammalanti e derubanti del grigio e dei raggi X.

2) **La Meditazione**, anch'essa porta ad una modificazione epigenetica andando ad agire sulla regolazione del "gene-proteina" che si occupa dei processi infiammatori, spegnendoli. Studio recente del dr. Nitamo F. Montecucco, ha dimostrato che il processo meditativo agisce sul sistema del piacere, aumenta l'efficienza del sistema immunitario, raggiungendo una forte fiducia di sé, per cui la modificazione dell'attivazione genica è vista in senso positivo per il riordino e il riequilibrio del sistema ormonale e immunitario con aumento dei relativi livelli di serotonina e dopamina, i cosiddetti neurotrasmettitori dell'umore.

La meditazione a differenza di altre tecniche di rilassamento, antistress oppure *training autogeno*, agisce sul senso profondo della nostra individualità, risvegliando la coscienza del Sé e stimolando simultaneamente i livelli: fisico – emozionale – psicologico. È bene sottolineare che l'efficacia meditativa si sviluppa in quella fase in cui si verifica uno stato di coscienza non mentale, dove il chiacchiericcio tipico della mente, causato da parole, immagini, giudizi, concetti, distrazioni o fantasie del passato e aspettative del futuro vengono eliminati creando quel vuoto di attenzione nel presente ("nel qui ed ora"), questa fase viene definita anche, *consapevolezza senza*

pensieri, dove la mente diventa assolutamente tranquilla. Invece da un punto di vista neurofisiologico si ha un effetto positivo per quanto riguarda l'attivazione del sistema nervoso parasimpatico, cioè calmante e rilassante con una ridotta carica del sistema nervoso simpatico, cioè eccitante /attivante.
In sintesi possiamo dire che gli effetti clinici fisiologici e psicologici della meditazione sono rappresentati da:
- induzione di uno stato ipometabolico
- aumento del tono dopaminergico, della produzione di melatonina, delle endorfine e serotonina
- riduzione delle catecolamine (adrenalina-noradrenalina)
- aumento del tono parasimpatico e variabilità del ritmo cardiaco
- migliore pressione arteriosa e funzione cardiaca.
- miglioramento della risposta immunitaria
- aumento della coerenza dell'EEG e in particolare del livello delle Onde Alpha (8Hz/13,9Hz)
- miglioramento della stabilità emotiva, del relax e della sensazione di benessere
- insight di soluzione e creatività (correlato con l'attività delle onde Theta 4Hz/7,9Hz)
- miglioramento dell'apprendimento e le relazioni familiari e lavorative sociali.

Secondo il maestro vietnamita Thich Nhat Hanh, la meditazione **Mindfulness** (traduzione in lingua Pali "attenzione consapevole"): "è l'energia di essere consapevole e sveglio al momento presente".

La mindfulness è comunemente intesa come pratica di consapevolezza "psicosomatica" del respiro nel corpo, un tipo di meditazione che il Buddha considerò di grande importanza sul cammino della realizzazione, per i più importanti "sette fattori di illuminazione". Essa sviluppa l'attenzione e porta alla saggezza e alla chiara comprensione della realtà.

La consapevolezza del respiro è una pratica presente in molte tradizioni spirituali come l'Hinduismo, lo Zen, le Upanishad.

La mindfulness è stata resa popolare in occidente da Jon Kabat-Zinn, che la definisce come *"la consapevolezza non giudicante, momento per momento"*. Nonostante le sue radici nel buddismo, la consapevolezza non è intrinsecamente religiosa e viene spesso insegnata indipendentemente dalla religione.

Nella seconda parte del XX secolo e inizio 2000, una figura internazionale di estrema importanza come leader spirituale laico e maestro giapponese il cui nome Daisaku Ikeda, ha portato avanti e diffuso, la filosofia buddhista di Nichiren Daishonin (Monaco giapponese vissuto nel XIII secolo) che insieme al Dalai Lama (monaco buddhista tibetano) e a Thích Nhất Hạnh (monaco vietnamita, buddhista Rinzai, scuola di pensiero dello Zen), anch'essi figure internazionali di notevole spessore, hanno dedicato la loro vita alla diffusione di ideali di pace nel mondo, contribuendo a far nascere in tutti gli esseri umani quegli obbiettivi comuni di pace attraverso il dialogo fra i popoli, inoltre a lavorare contro qualsiasi forma di violenza, contribuendo al benessere dell'umanità attraverso la diffusione di una cultura e di una educazione umanistica., sviluppando consapevolezza e risveglio illuminato (buddhità).

Molte ricerche internazionali su riviste scientifiche ufficiali (circa 1500) e oltre 84.000 pubblicazioni divulgate da Google Scholar, hanno dimostrato con analisi biochimiche, analisi elettrofisiologiche (EEG – HRV – GSR), test psicologici e gruppi di controllo, follow-up, (rilevanti effetti clinici, fisiologici, emotivi, relazionali e psicologici della meditazione nelle sue varie forme antiche e moderne).

3) **Yoga cancro e modulazione epigenetica:** Un altro studio importante e abbastanza recente, nel 2014, è stato effettuato sulle tecniche Yoga, cioè sulla tecnica Asana – Pranajama – meditazione con mantra e senza, con risultati che hanno portato a regolazione epigenetica, cioè all'inibizione delle proteine legate all'infiammazione e allo stato di stress. Si è visto che sia le emozioni sia il comportamento e lo stato di coscienza,

portano una modifica all'espressione del DNA, in quanto il *genoma risponderebbe molto bene ai suoni, al timbro della voce e quindi ai mantra.*

4) **Gravidanza depressione e modulazione epigenetica,** molti altri studi hanno dimostrato che la regolazione epigenetica durante la gravidanza, dovuta al tipo di alimentazione, agli stati emotivi quindi stress, alla depressione, ecc. portano un bagaglio di modificazioni epigenetiche con conseguenze sulla vita e salute del bambino.
Il feto, pertanto il bambino in via di sviluppo all'interno del corpo della madre riceve ben più di un semplice nutrimento organico., bensì un importante nutrimento emotivo che entrambi vanno a modulare le risposte dei suoi geni. Una madre sotto stress attiva in presenza di ambiente ostile un eccesso di cortisolo, che secondo (Lesage 2004, Sapolsky 1997) hanno evidenziato che sia un nutrimento organico che emozionale danno risposte genetiche modificate.

5) **Maltrattamento bambini e modulazione epigenetica:** studio del 2014, relativo ai maltrattamenti, ha scoperto che essi attivano una modulazione epigenetica da predisporli maggiormente a patologie di depressione e che le aree del cervello note per svolgere un ruolo di primo piano nella cognizione, regolazione delle emozioni, sono proprio quelle in cui l'ippocampo, l'ipotalamo, la corteccia prefrontale sono in connessione con tutto quel sistema psiconeuroendocrino (PNEI). La positività di questo processo è data dal fatto che questa modificazione è reversibile, quindi anche un bambino maltrattato, supportato con un nuovo ambiente, può ribaltare la situazione, grazie *al sistema di apertura e chiusura del genoma* e quindi dal meccanismo epigenetico.

6) **Genitori obesità modulazione epigenetica:** anche qui possiamo affermare che essendo *l'ereditarietà epigenetica reversibile* a differenza di quella genetica, lo sviluppo di squilibri

ormonali, dovuti ad alimentazione scorretta e quindi non sana, portano nel tempo a quelle patologie croniche di diabete e obesità indotte da ovociti e spermatozoi modificati geneticamente.

7) **Ambiente pesticidi, interferenti endocrini e modulazione epigenetica**: la quantità dei prodotti chimici che esistono in commercio e che sono immessi nell'ambito della vita quotidiana da un punto di vista lavorativo, sociale e domestica, comporta spesso un contatto diretto della loro tossicità a danno delle cellule e tessuti, e quindi a scapito dell'equilibrio neuroendocrino e immunitario., instaurando così un processo di modulazione epigenetica. Queste sostanze tossiche definite Endocrine Disruptors Chemical (EDC), sono distinte soprattutto dai Pesticidi, sostanze plastiche (BisfenoloA), dagli Ftalati (cosmetici - cateteri), dalle vernici, sapone x lavastoviglie, Diossine, prodotti di scarico dagli inceneritori, Idrocarburi aromatici delle nostre auto; per cui è evidente che la maggior parte di questi prodotti è dovuta al progresso evolutivo industriale e alcuni hanno effetti di modificazione transgenerazionali in quanto negli ultimi studi su animali, sono stati evidenziati come segnalatori epigenetici.
Mi preme sottolineare che la maggior parte di alcuni interferenti endocrini più pericolosi sono quelli che troviamo nell'alimentazione, nell'ambiente che respiriamo e naturalmente in quello che beviamo e ci spalmiamo sulla pelle.

8) **Nanoparticelle e modulazione epigenetica**: hanno delle ripercussioni sulla nostra salute in quanto sono dei nanometalli, nanomateriali di polveri sottili delle dimensioni di micron, cioè più piccoli di un batterio, per cui sono particelle di circa 10-7 o 8 nanometri, dimensioni tra: 10-100 nanometri, sono paragonabili alla stessa dimensione del DNA. Tutto ciò ci fa capire come nessuno è immune da queste Nanopatologie in quanto si nascondono nell'aria, acqua, alimenti, cosmesi, medicine, vaccini, prodotti domestici, tessuti, ecc.

Le inalazioni di queste nanoparticelle entrano nei polmoni, e vengono convogliate nel sangue da cui si distribuiscono in tutti gli organi e apparati, compreso il cervello e anche attraverso i neuroni olfattivi e circolazione sistemica. **Nel 2004 la dr.ssa Gatti** della Commissione del Senato ha spiegato dettagliatamente in uno studio che le nanoparticelle, una volta raggiunto un organo oppure il cervello, non hanno la capacità di essere biodegradabili, pertanto vanno a instaurare quel processo infiammatorio cronico causando la tipica patologia cronicizzata.

I nostri geni sono influenzabili dalle nostre scelte di vita, di come percepiamo gli stimoli emotivi, pertanto l'intera salute e il benessere psico-fisico, come la guarigione o la malattia, compreso il processo fisiologico dell'invecchiamento, hanno effetti di reversibilità perché le stesse modulazioni epigenetiche sono sensibili da altre modulazioni epigenetiche, (naturalmente se siamo in grado di cambiare le scelte, le abitudini e le emozioni). Quindi noi creiamo le nostre esperienze depositandole nelle nostre memorie consce e inconsce, consolidandole con le nostre abitudini che possono diventare tossiche se represse, agendo sulla nostra salute, pertanto è opportuno e doveroso riuscire a rimodulare nuovi percorsi neurali associati a pensieri mentali diversi modulando l'epigenetica. Il cambiamento energetico che precede qualunque tipo di cambiamento biochimico e fisiologico corporeo, è stato sperimentato dalla **dr.ssa Valerie Hunt**, monitorando un gruppo di pazienti sui vari parametri di P.A. (pressione arteriosa), Battito cardiaco, respirazione ecc. prima e dopo averli sottoposti a scene emotivamente forti sia in negativo sia in positivo. Da tutto ciò sono state riscontrate mutazioni fisiologiche molto tempo dopo che si verificasse il cambiamento dell'*Aura* (campo energetico che avvolge tutto il corpo che a seconda del colore presenta un certo livello vibrazionale).

Un tempo si pensava che le cellule nervose fossero perenni e fisse, mentre in realtà il nostro cervello è dotato di una plasticità in continua rigenerazione e in particolare i lobi frontali hanno un ruolo molto attivo. Gli studi effettuati sulle persone che praticano la meditazione e i relativi cambiamenti verificatesi risalgono al 1935 con la <u>*dr.ssa Brosse e dagli psicofisiologi Wenger e Bagchi*</u>, seguiti <u>negli anni '80/'90 da altri studi che oltre alle tradizionali indagini EEG/ECG, anche analisi del sangue</u> per sondare i livelli dei neurotrasmettitori (serotonina/acetilcolina), si sono conclusi in quest'ultimo decennio con la *neuroimaging*, (strumento chiave che ha supportato la conoscenza del meccanismo del cervello negli stati alterati di coscienza).

Quindi introducendo nuove emozioni e nuovi stimoli positivi, creiamo nuove sinapsi, cambiando la percezione, cambiamo la reazione, cambiando la reazione ed emozione cambieranno gli ormoni emessi, i neurotrasmettitori e quindi a cascata si avrà un cambiamento fisico-mentale.

<u>Tutto questo è definito neuroplasticità</u>. Ricollegandosi al fatto di focalizzare tutto il nostro essere esente da paure, insicurezze, ecc., si viene a instaurare una modulazione epigenetica con conseguente guarigione epigenetica; per cui la malattia non è altro che una risposta a stimoli che vanno a modulare epigeneticamente le nostre cellule; come dice Bruce Lipton nel suo libro biologia delle credenze che "**Non siamo vittime dei nostri geni, ma maestri del nostro destino**". La meditazione è tutto ciò che può favorire la consapevolezza e la presenza.

Sulla base dell'emergenza dei suddetti fattori prognostici si possono convogliare alcuni consigli atti a facilitare un costante mantenimento di uno stato di salute. Stato di salute che corrisponde a quella capacità di adattamento al cambiamento attraverso tre importante metodiche:

a. **<u>Esercizio Fisico:</u>** per poter attivare una metilazione a livello del DNA – una attivazione della microDNAregolazione e Istone PTMs.

b. **<u>Restrizione Calorica:</u>** in quanto mette in moto una serie di attività che vanno a contribuire lo stato di salute, influenzando la secrezione dell'Insulina, la metilazione, l'attività HDAC (Inibitori delle istone deacetilasi) e inoltre l'attivazione di un gene chiamato: LKBeta1 con successivo AMPK e relativo TSC. F.

Perciò periodicamente nell'arco di un anno è salutare effettuare cicli detossinanti e anche i cosiddetti "mima-digiuno", di Walter Longo, più precisamente la dieta della longevità. Infatti l'obbiettivo del ricercatore e premio Nobel della Medicina del 2017 che insieme con altri studiosi antichi hanno saputo dare importanza all'opportunità di tanto in tanto di astenersi dal cibo acidificante, mentre valutare di più il cibo alcalinizzante.

c. **Meditazione con Mantra:** facilita il funzionamento fisiologico dell'organismo e contribuisce a mettere in moto tutti quei meccanismi metabolici affinché vengano eseguiti i processi normali atti all'equilibrio energetico.

L'attuazione di questa metodica comporta nel tempo la stabilizzazione dell'equilibrio psiconeuroendocrico-immunitario (PNEI) con distribuzione energetica in tutti gli organi e apparati.

DEPURAZIONE

Le prime tecniche terapeutiche sull'azione depurativa degli organi e strutture intermedie degli apparati emuntori dell'organismo risalgono già nell'opera di Ippocrate, maggiore medico dell'antichità in cui Paracelso ne comprese la grandezza e che nel periodo rinascimentale fu il primo innovatore della scienza medica (1493/1541). Infatti Egli in un commento sulle lezioni del suo mentore, precisa:

"Ippocrate fornisce buone istruzioni circa l'eliminazione delle sostanze nocive alla salute. Vi sono molti medici che perseguono la guarigione tramite i purganti, altri mediante gli emetici, altri ancora attraverso i diuretici, altri infine per mezzo della traspirazione,

Tuttavia non si deve generalizzare: il medico deve riconoscere la direzione verso cui la natura intende indirizzare il drenaggio delle sostanze nocive. La natura è il più grande dei medici, l'uomo viene dopo. Quando la natura inizia a ricercare un tessuto d'evacuazione, il medico deve aiutarla a emergere per la via prescelta: poiché la natura è il miglior medico dell'uomo, essa meglio conosce per quale tragitto sia più utile fuoriuscire".

Infatti i principali distretti che l'organismo utilizza nei processi di depurazione e quindi smaltimento delle sostanze tossiche, sono definiti emuntori, tra cui il fegato, polmoni, pelle, reni, intestino e matrice extracellulare.

Quindi possiamo dedurre che la depurazione è una premessa indispensabile per il mantenimento di uno stato di salute e benessere, sia per la conservazione di un'efficiente struttura biologica dell'organismo, e sia per stabilire un prolungamento della vita ritardando il processo d'invecchiamento onde poter evitare le relative conseguenze di alcune malattie degenerative.

Il biologo Bruce Lipton introduce nel suo libro: "La biologia delle credenze", l'importanza della comunicazione delle nostre cellule con il mondo esterno, in quanto l'integrità della membrana cellulare stabilisce la salute biologica, elemento primario nella salute di tutto il nostro organismo.

Possiamo affermare inoltre che uno dei più importanti equilibri biochimici di tutta la chimica corporea è dovuto all'equilibrio del PH nel flusso sanguigno.

Tutte le funzioni corporee producono acidi, per cui è frequentemente naturale che il sangue e i tessuti dell'organismo diventano acidi. Dato però che per sua natura il corpo umano è una struttura alcalina, anche se la sua funzione tende ad acidificare il tutto. Per sopperire a questa attività metabolica che comporta il sottoprodotto acido, si ritiene opportuno stare molto attenti ai disordini alimentari prevalenti l'acidificazione dei tessuti cellulari, dando inizio a quel caos biochimico che apre le porte alla malattia.

Va sottolineato che una buona salute richiede sempre un appropriato equilibrio acido/alcalino mediante uno stile di vita sano e dietetico scelto.

La scala scientificamente quantificata dalla relazione tra Acido (+) e Alcalino (-) viene registrata da un Ph (potential hydrogen), che va da 0 a 14 e dove il **Ph7** è la risultante della neutralità, al disotto di esso viene definita l'acidità e al di sopra l'alcalinità. Da un punto di vista tecnico il Ph riflette la concentrazione degli ioni idrogeno (molecole cariche positivamente) e ogni salita o discesa di questa unità riflette un decuplo di valore, ad esempio x10 volte maggiore o minore.

- PH 5 è 10 volte più acido di un PH6
- PH8 è 10 volte più alcalino di un PH7

Quando due tipi di sostanze chimiche sono in opposizione (+ e -) e si incontrano, danno avvio alla neutralizzazione creando un Ph neuro.

Però dobbiamo dire che nei tessuti organici e nel sangue ci vuole una quantità di sostanze alcaline maggiore di circa 20 volte, per neutralizzare una quantità di sostanze acide., per cui il rapporto è: 10gr acido/200gr alcalino. Dato che è importante mantenere la temperatura corporea a 37°, è importante anche mantenere costante il nostro PH alcalino ideale del tessuto sanguigno, che si aggira sui 7,365Ph.

Pertanto la malattia è considerata un'alterazione psicofisica dell'organismo che, vivendo in un ambiente spesso contaminato da vari fattori esterni, tipo fumo, veleni, tossicità ecc., trova terreno favorevole all'interno dell'organismo (tessuti e organi) acidificante che non riesce a ripristinare la sua alcalinità fisiologica. Quest'ultima destinata alla regolazione di tutto il corpo, mette in atto i suoi meccanismi fisiologici attraverso la respirazione, la circolazione, la digestione, le funzioni ghiandolari e urinarie, andando a ripristinare il delicato equilibrio interno basato sulla regolazione acido/basico.

Un corpo acido può rivelarsi e manifestarsi in 7 fasi:

1. perdita di energia
2. sensibilità e irritabilità (S. Colon Irritabile)

3. muco in eccesso e congestione
4. infiammazioni
5. sclerosi dei tessuti molli (lupus – M.Lyme – Fibromialgia – Ispessimento arterioso – placche ecc.)
6. ulcerazioni
7. degenerazione (cancro – cardiopatia – Ictus – Aids – sclerosi multipla – diabete)

Mantenendo un efficace stato di benessere e di salute corporea è bene preservare il suddetto Ph alcalino, non solo nel sangue ma anche nei fluidi corporei di saliva e urine.

Si può dedurre che i vari malesseri generali sono dovuti all'alterazione fisiologica dell'organismo, e quasi sempre è il risultato di un eccesso di acidificazione che altera il Ph fisiologico costringendo il corpo a manifestare tutta quella sintomatologia che causa le varie patologie.

Conclusione

Il benessere dell'anima e del corpo, sono due condizioni inscindibili, in quanto l'esistenza dell'uno comporta necessariamente l'esistenza dell'altro, come due facce della stessa medaglia. Questa dualità la ritroviamo in molti aspetti della natura: il giorno e la notte, il bianco e il nero, il freddo e il caldo, il solido e il liquido, ecc.; si potrebbe continuare all'infinito, ma sono sufficienti questi esempi per farci capire che la vita contiene racchiuso in sé il tutt'Uno. L'Uno in cui è rappresentata la matrice universale della vita in genere.

Per accedere a questo benessere l'essere umano può avvalersi di una chiave simbolica, cioè di un mezzo insito nella propria natura. Può sviluppare una "consapevolezza e percezione" di un linguaggio arcaico e intelligente presente in tutta l'umanità. Questa espressione simbolica (chiave), ci permette di aprire quel circuito bioenergetico ricco d'informazioni consce e inconsce che regolano il sottile equilibrio emozionale e neurovegetativo.

Queste due entità non sono separate fra loro, anzi permettono di individuare una globale visione dell'uomo nel suo insieme; quest'ultima e ci dà la possibilità di attingere a quella chiave universale dell'Uno, che racchiude il concetto del microcosmo nel macrocosmo. Infatti, per percepire quel sottile benessere psicofisico, è bene rendere armonizzante e fluido quel contatto che integra l'uomo al suo ambiente naturale.

Del resto anche il filosofo Schopenhauer sostenne che l'essenza della natura è una specie di volontà psichica inconscia che si manifesta nei fenomeni, realizzando così la possibilità di stabilire contatti con le varie culture (orientale e occidentale).

Vari Autori hanno scientificamente dimostrato che ogni processo evolutivo della natura ha come premessa un significato biologico legato al relativo significato psichico, perché si è visto che naturalmente esiste una simultaneità d'interconnessione biologica, cioè cellulare, con l'organo e il cervello, in quanto il tutto è mantenuto dallo scambio energetico, attraverso la matrice extracellulare.

Lo scopo di questo libro è di sensibilizzare tutti coloro che riconoscono l'importanza di mantenere in equilibrio i rapporti fra materia ed energia, cioè fra corpo e mente, sviluppando una vivace consapevolezza di come i nostri sensi percepiscono i significanti del linguaggio verbale e non, relativamente collegati alla propria cultura.

Un grande pensatore ha detto:
"Nella vita è meglio essere nessuno e fare qualcosa, che essere qualcuno e fare niente".

Bibliografia

Lakhovsky G., *La natura e le sue Meraviglie,* Ass. Culturale Thauma, 2014.

Sheldrake R., *La presenza del passato*, Crisalide, 2010.

Trismegisto E., *Tavola Smeraldina e i 7 principi ermetici del Kybalion*, Se s.r.l., 1997.

Trismegisto E., *Corpo Ermetico*, Armakis, 2017.

Popp F.A., *Nuovi orizzonti in medicina*, La teoria dei Biofotoni, Nuova IPSA, 2012.

Benveniste J., *Memoria dell'acqua*, Macro, 2006.

Del Giudice E., *Omeopatia e Bioenergetica*, Libreria Cortina Verona, 1999.

Preparata G., *Dai quark ai cristalli. Breve storia di un lungo viaggio dentro la materia*, Bollati Boringhieri, 2002.

Grieco U., *L'Uomo Elettromagnetico*, GUNA, 2003.

Heisenberg W., *Natura e Fisica moderna*, Garzanti, 1957.

Schrodinger E., *L'immagine del mondo,* Bollati Bolinghieri, *2017.*

Plank P., *La conoscenza del mondo fisico,* Boringhieri Torino, 1993.

Ventura C., *La medicina Rigenerativa oggi, Public. News, anno XIV, n.4/16.*

Garajev P., *L'intelligenza in rete nascosta nel DNA*, Macroedizioni, 2018

Liboff R.A., *Cyclotron resonance in membrane transport*, 1985.

Simoneton A., *Radiovitalità degli alimenti. Ipotesi sulla vita e* *salute*, Andromeda, 2016.

Bovis A., *Vivere della Fede*, Borla, 1968.

Pfeiffer E., *Manuale di oticultura biodinamica*, Libreria Editrice Fiorentina, 2006.

Schimmel H., *La Medicina dell'Informazione*, Macroedizioni, 2017.

Pauli W., *Psiche e Natura*, Adelphi, 2006.

Luscher M., *Il test dei colori. Diagnostica e terapia*, Armando, 1997.

Smith C.W., *Scritti di bioelettromagnetismo*, **Andromeda, 1997.**

Mao Tse Tung, *I pensieri di Mao*, **Fermento, 2005.**

Richard Wilhelm R., *I-CHING - Il libro dei Mutamenti*, Adelphi, 1995.

Capra F., *Il Tao della fisica*, Adelphi,1993.

Ceipidor C.B., Gasparini L., Iniziazione alla Omeopatia, I.Mediterranee, 2000.

Reckeweg H.H., *Guida alla clinica omeopatica e omotossicologia, GUNA, 1993.*

Spaggiari P., Tribbia C., *Medicina Quantistica*, Tecniche Nuove, 2003.

Hamer R.G. *Trattato per una Nuova Medicina*, Amici di Dirk, 2015.

Bhaerman S., Lipton B., *Evoluzione Spontanea*, Macroedizioni, 2010.

Banis R., *Guarire con la Medicina Energetica*, Macroedizioni, 2015.

Oschman J., *Medicina Energetica, per le terapie e per migliorare la performance fisiche,* Macroedizioni, 2009.

Curch D., *Medicina Epigenetica, felicità e salute attraverso la* *trasformazione consapevole del DNA*, Macroedizioni, 2008.

Bianchi I., *STRESS, Medicina Integrata, conoscerlo per prevenirlo e curarlo*, Mos Maiorium, 2011.

Minelli E., *Le cinque vie dell'Agopuntura*, Gemma, 2000.

Menichelli F., *Insegnamenti di Agopuntura (libro I, II, III)*, Cisu, 2013.

Menichelli F., *Agopuntura Clinica e Psicologia e Psicopatologia*, Imo, 1999.

Mussat M., *Agopuntura*, Cisu, 1983.

Gerber R., *Medicina Vibrazionale, Nuove scelte di cura e di guarigione*, Lampis, 2003.

Ricciardi P.M., *Testo-Atlante di Medicina Biologica*, Marrapese, 1998.

Gleditsch J.M., *Riflessoterapie, interpretazione unitaria di terapie orientali ed occidentali*, Red, 1991.

Fumagalli S., Gandini F., *Riflessologia della Memoria*, Il punto d'incontro, 2009.

Young R. O., PhD Redford Young S., *Miracolo del Ph Alcalino*, Bis, 2009

Soresi E., *Il cervello Anarchico*, Utet, 2017.

Sanfo V, *Chakras e Ghiandole Endocrine (Fisiologia Comparata)*, A.E.ME.TRA, 2007.

Pandiani M., *Medicina Funzionale*, Tecniche nuove, 1999.

Diolaiti M., *Radioestesia (evoluzione in campo medico e in bioarchitettura)*, Efis, 2011.

Rankin L., *La mente supera la medicina*, Macroedizioni, 2014.

Citro M., Emoto M., *La scienza dell'Invisibile*, Macroedizioni, 2013.

Benveniste J., La mia verità sulla memoria dell'acqua,

Macroedizioni, 2006.

Cagliani E., *Sincronicità e coincidenze significative*, Macroedizioni, 2008.

Regehr Clark H., *La cura di tutte le malattie*, Macroedizioni, 2016.

Di Fazio M.R., *Mangiare bene per sconfiggere il male*, Mind, 2016.

Hanh T.N., *Il dono del silenzio*, Garzanti, 2015.

L'autrice

Nata in Lucania alcuni anni fa, si trasferisce con la famiglia a Roma frequentando studi artistici, che però la portano in seguito verso studi più scientifici.

Si laurea in Medicina e Chirurgia appassionandosi alle medicine complementari, sviluppando conoscenze filosofiche orientali e psicoanalitiche, che le permettono di avere una visione olistica della materia.

Questi approfondimenti di altre culture hanno stimolato un desiderio di sapere altro, per cui dal corpo biologico, quindi dalla materia, natura, il passaggio d'obbligo era l'energia, la non materia (meglio dire un'altra forma di energia).

Si perfeziona nel campo della Odontoiatria biologica, della Naturopatia, Medicina Funzionale, Agopuntura, con un interesse particolare alla conoscenza dell'Uomo e al suo benessere psicofisico.

Tutto ciò Le ha permesso di elaborare il concetto del microcosmo dell'Essere Umano che è in sintonia con il macrocosmo dell'Universo. L'opportunità di stabilire l'unità mente/corpo permette l'accesso a quell'energia vitale, motore della vita, che conduce alla gioia di vivere e alla realizzazione dei propri desideri.

Indice

Prefazione 7

Capitolo I (Legge di Risonanza) 11

Capitolo II (fisica medica) 27

Capitolo III (medicina vibrazionale) 37

Capitolo IV (Medicina Funzionale) 51

Capitolo V (medicina tradizionale cinese) 61

Capitolo VI (energetica dei sistemi viventi e agopuntura) 73

Capitolo VII (medicina ayurvedica) 85

Capitolo VIII (omeopatia, omotossicologia, fitoterapia) 93

Capitolo IX (medicina ambientale) 99

Capitolo X (geopatologie) 121

Capitolo XI (Prevenzione e guida alle terapie naturali) 129

Conclusione 149

Bibliografia 151

L'autrice 155

Questo libro è
stato pubblicato con

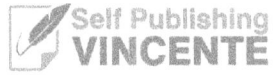

Il Servizio Numero 1 in Italia
per l'Assistenza alla Pubblicazione
per gli Autori Indipendenti

"Self Publishing Vincente"
www.SelfPublishingVincente.it